临床管道护理作业指导

主 编 何冰娟 王 慧

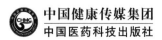
中国健康传媒集团
中国医药科技出版社

内 容 提 要

　　本书是关于临床常用管道和专科管道护理技术方面的指导用书，分别从适应证、禁忌证、并发症及预防、注意事项、健康教育、操作流程等方面做了详细阐述，并介绍了管道相关知识。本书重点突出，内容简明扼要，条理清晰，针对性和可操作性强，对临床护理人员具有很好的指导意义，也可作为临床实习护士的培训用书。

图书在版编目（CIP）数据

　　临床管道护理作业指导/何冰娟，王慧主编 . —北京：中国医药科技出版社，2019. 5
　　ISBN 978 – 7 – 5214 – 1063 – 1

　　Ⅰ. ①临…　Ⅱ. ①何…②王…　Ⅲ. ①导管治疗 – 护理学
　　Ⅳ. ①R473

　　中国版本图书馆 CIP 数据核字（2019）第 058068 号

美术编辑　陈君杞
版式设计　友全图文

出版　**中国健康传媒集团**｜中国医药科技出版社
地址　北京市海淀区文慧园北路甲 22 号
邮编　100082
电话　发行：010 – 62227427　邮购：010 – 62236938
网址　www. cmstp. com
规格　880×1230mm $^1/_{32}$
印张　7 $^5/_8$
字数　211 千字
版次　2019 年 5 月第 1 版
印次　2019 年 5 月第 1 次印刷
印刷　三河市万龙印装有限公司
经销　全国各地新华书店
书号　ISBN 978 – 7 – 5214 – 1063 – 1
定价　**29. 00 元**

编委会

前 言

　　管路管理是临床一线护士护理工作中的重要工作之一。它们分别具有不同功能，常作为观察病情、治疗疾病的手段和判断预后的依据，被称为"生命的管道"。因此，作为一名护士，必须要管理好这些管道，使其各置其位，各司其职，从真正意义上来提高护理服务内涵。

　　本书在护理部主任指导下，由各科护士长和护理骨干具体负责拟定草案后，全面征求医院所涉及的部门，专业的管理者及专业技术人员的意见，并对各方面的意见或建议进行全面分析论证，对草案进行修改后定稿而成。

　　全书共分为四个章节，内容包括：总论、常用管道护理、外科管道护理、内科管道护理等。每个章节中介绍了各类管道的概念，使用管道的目的、适应证、禁忌证、并发症及预防，使用管道的注意事项、健康教育、操作流程等，同时插入了知识链接，方便大家学习掌握。

　　本书在编写过程中，集全院护理人员的智慧和经验，力求从实际出发，内容简明、详略得当，重点突出，深入浅出，对临床管路护理知识进行全面的总结和提炼，但因时间仓促，水平有限，不足之处在所难免，热切期望有关方面的专家和同仁给予批评和指教。

编　者
2019 年 3 月

目 录

第一章 总 论

我们在护理工作中要对患者携带的各种管道进行管理。它们分别具有不同功能，常作为治疗、观察病情的手段和判断预后的依据，被称为"生命管道"。

因此，作为一名护士，必须要管理好这些管道，使其各置其位，各司其职，从真正意义上来提高护理服务内涵。

一、管道护理发展史

春秋战国时期的名医扁鹊奠定了针灸疗法基础。唐代名医孙思邈用葱首创了导尿术。埃及人在公元前400年就开始使用导管灌肠。最早的血管穿刺始于17世纪。

管道技术虽然历史悠久，但是直到20世纪以后才得到飞速发展，它得益于制造医用材料的发展和制造工艺的进步。在20世纪90年代以后各种管道的应用技术更是达到炉火纯青的地步。相信在不久的将来，具有微创意义的管道技术将为人类的健康做出更加突出的贡献。

二、临床管道的作用

临床管道的共同特点是：通过特殊的导管器械，直接进入人体内部，达到诊断和治疗疾病的目的。

1. 作为重要的治疗手段 如：输液管、腹膜透析导管、输血管、深静脉置管、动静脉瘘、气管插管、腹腔引流管等。

2. 作为病情观察的窗口 如：腹腔引流管、胃管、T型管、尿管等。

3. 作为重要的诊断手段 如：纤维胃镜、电子肠镜、冠状动脉造影技术、电子喉镜等。

三、管道技术的临床意义

1. 开创了新的医学领域　目前发展迅猛的有介入学科、腔镜学科等。

2. 治疗手段不断创新　管道技术为循证医学奠定了基础，使得治疗手段更加科学、规范。

3. 提高了诊断符合率　管道技术提高了诊断的准确率、精确率。

4. 提高了患者的生存质量　如冠状动脉内支架的应用，使部分冠心病患者避免了开胸手术；普外科内镜逆行胰胆管造影（ERCP）的开展，避免患者行二次手术。

5. 延长了患者的生命　如气管插管及呼吸机的使用，为呼吸功能障碍的患者救治提供了有力保障，使患者生命得以延续；食管癌晚期的支架置入。

四、管道技术的运用原则

1. 无菌原则

（1）环境清洁　进行无菌技术操作前半小时，须停止清扫地面等工作，避免不必要的人群流动，减少人员走动，以降低室内空气中的尘埃，防止尘埃飞扬。治疗室每日用紫外线照射消毒一次，时间20～30分钟即可，也可适当延长消毒时间。

（2）无菌操作　衣帽穿戴要整洁。帽子要把全部头发遮盖，口罩须遮住口鼻，并修剪指甲，洗手。必要时穿好无菌衣，戴好无菌手套。

（3）物品管理　无菌物品与非无菌物品应分别放置。无菌物品不可暴露在空气中，必须存放于无菌包或无菌容器内。无菌物品一经使用后，必须再经无菌处理后方可使用；从无菌容器中取出的物品，虽未使用，也不可放回无菌容器内。

（4）无菌物品　无菌物品必须存放于无菌包或无菌容器内，无菌包应注明无菌名称，消毒灭菌日期，有效期以一周为宜，并按日期先后顺序排放，以便取用，放在固定的地方。无菌包在未被污染的情况下，可保存7天，过期应重新灭菌。无菌物品一经使用或过期、潮湿应重新进行灭菌处理。

（5）取无菌物　操作者身距无菌区 20cm，取无菌物品时须用无菌持物钳（镊），不可触及无菌物品或跨越无菌区域，手臂应保持在腰部以上。无菌物品取出后，不可过久暴露，若未使用，也不可放回无菌包或无菌容器内。疑有污染，不得使用。未经消毒的物品不可触及无菌物或跨越无菌区。

（6）无菌操作　如器械、用物疑有污染或已被污染，即不可使用，应更换或重新灭菌。一套无菌物品只能供一个病员使用，以免发生交叉感染。

2. 针对性原则

要根据患者病情需要，有针对性地使用。

3. 安全性原则

绝大多数管道对人体来说都是有创的或痛苦的，在进行管道的置入和护理过程中，一定要遵循将安全系数最大化，将危害或痛苦最小化的原则。

4. 知情同意原则

知情同意原则也是患者的权利，即创伤大、存在一定安全隐患的管道要签署知情同意书后方可进行。

五、临床管道分类

（一）按作用分

1. 供给性管道

供给性管道特指通过管道将氧气、能量、水分或药液源源不断补充到体内。在危重抢救时，这些管道被称为"生命管"。如给氧管、鼻饲管、输液管、输血管等。

2. 排除性管道

排除性管道指通过专用性管道引出流出液体、气体等。常作为治疗、判断预后的有效指标。如胃肠减压管、留置导尿管、各种引流管等。如：留置导尿管，它不仅排出尿液，消除代谢的产物，而且通过尿量测定，计算液体平衡，量出入量，指导输液，同时还可以借助尿量来评估抗休克的效果。

3. 监测性管道

监测性管道指放置在体内的观察和监护，不少供给性或排出性管道也兼有此作用。如上腔静脉导管、中心静脉测压管等。例如：上腔静脉导管，既可快速大量补液，也可测中心静脉，表明右心前负荷，对指导补液有意义。

4. 综合性管道

综合性管道具有供给性、排出性、监测性的功能，在特定的情况下发挥特定的功能，如胃管等。胃管有三重作用：①在昏迷或下颌骨折时，可通过胃管进食；②在胃肠大手术后，肠胀气、胃液滞留可通过胃管减压，减轻腹部压力和不适；③当上消化道出血时，胃管可监测出血的速度和量，了解治疗的效果。

（二）按风险程度分

1. 高危导管 （口/鼻）气管插管、气管切开套管、T 管、脑室外引流管、胸腔引流管、动脉留置针、吻合口以下的胃管（食管、胃、胰十二指肠切除术后）、胰管、腰大池引流管、透析管、漂浮导管、心包引流管、鼻肠管、前列腺及尿道术后的导尿管。

2. 中危导管 三腔双囊管、各类造瘘管、腹腔引流管、深静脉置管、PICC 等。

3. 低危导管 导尿管、普通氧气管、普通胃管、外周静脉导管等。

六、标识在管道护理中的应用

（一）管道标识管理

1. 首次负责护士负责管道标识的核对和正确粘贴。
2. 管道标识按要求统一安放在相关管道的固定位置。
3. 管道标识污染、脱落要及时更换和粘贴。
4. 告知患者及家属管道标识的重要性，注意保护。

（二）管道标识使用要求

1. 用于护理各种管道较多的患者中。

2. 用于留置管道大于 24 小时以上需要定期更换的管道管理中。

3. 用于需要明确认知管道名称，有一定风险因素的管道。

4. 护士长定期检查落实和执行情况，加强管道标识的管理，使其管理制度化。

（三）不同管道标识的意义

1. 标记管道名称，如：硬膜外引流管。

2. 区分不同管道，如：腹部留置 2～4 根不同位置的引流管。

3. 标记日期（提示更换或拔除时间），如：尿管、胃管、深静脉置管等。

4. 标识字迹颜色提醒高危性或严格无菌观念，如：气管插管，深静脉置管等。

5. 根据管道粗细的不同，选择大小不同的标识和粘贴方式，是为了保持协调和美观。

6. 管道标识粘贴位置不同，是为了既醒目又避免频繁更换。

（四）管道的标识

1. 材料　红色和绿色标识。

2. 项目　管道名称，置管日期，备注（供特殊管道、特殊情况应用，如感染管道备注 G 即可；胃管注明置管深度、时间，如：胃管留置深度 50cm、留置时间 2017.10.12；气管插管注明距门齿、距鼻尖的外露长度）。

3. 红色标识　应用于深静脉置管、周围浅静脉置管、动脉置管、气管插管、气管切开等输入型无菌性管道或警示性标识，如：膀胱冲洗、空肠造瘘输入肠内营养液的同时，正在静脉输入液体，可在进入静脉输液管墨菲式滴管旁粘贴红色标识，并注明通道名称，避免更换错误。

4. 绿色标识　应用于头部引流管、胸腔引流管、心包纵隔引流管、腹部引流管、腰大池引流管、肌间隙引流管、胃管、尿管等各种输出型引流管。

5. 粘贴方式　均对折于管腔上（或根据具体情况而定）。

6. 粘贴位置　如：①深静脉置管：标识对折于深静脉置管前端的

任意细管腔中端，更换敷贴时间贴于敷贴上；②气管插管、气管切开套管对折于气囊细腔上；③周围浅静脉留置针贴于留置针敷贴上；④头部引流管、腹部引流管、腰大肌引流管、胸腔引流管、胃管等管道，对折于引流管与引流袋或引流瓶接口上或下约 10cm 处（或根据实际情况而定粘贴位置）；⑤尿管对折于分叉处充气囊腔上。

（五）泵入高危药物的标识

在泵入高危药物、血管活性等药物时，需用红笔书写标签或用红色标识等具有警示性提醒的药物，及时提醒护理人员使用该类药物时严密观察用药情况，严防药物使用过程中的安全隐患。

1. 书写项目 床号、姓名、药名、剂量、配置时间等。

2. 粘贴位置 注射器靠近乳头侧。

（六）标识在管道护理中的意义

1. 管道是临床上用于诊断和治疗疾病的重要手段和不可缺少的重要工具，在临床上，各种管道不仅用于一般疾病的诊断和治疗，而且用于抢救危重患者的生命。它可以是一种主要的治疗方法，也可以是治疗方法中所需的辅助措施。它涉及临床各个学科和人体的各个部位，所以在临床上其应用的领域十分广泛，其应用的类型也非常繁多，因此管道应用与护理也是医护人员经常会遇到的医疗护理问题。一次性管道标识的使用能让护士快速判断各管道的名称，方便了护士对各种管道的观察及护理，提高了工作效率，同时更能准确、及时地为医生提供诊断和治疗的依据。

2. 管道的置入常属侵入性操作，其护理结果直接影响到整体护理质量，直接影响到患者的康复。在临床上，危重患者常带有多种管道，在进行管道护理时常常需要反复牵拉以正确辨别各种管道，而且一旦操作错误，可能会给患者带来致命的损害。因此，做好管道护理显得尤为重要。管道安全管理标识比较醒目，护理人员操作时容易查对，减少了安全隐患，防止了护理差错的发生，确保了护理安全。

3. 有效规避护理风险，增强护士风险意识。护理工作中最常见的不安全因素有：医源性因素，如护理人员服务行为不当或护理过失造成的；护理技术因素，如护理人员技术水平低，经验不足或协作能力不强而对患者的安全构成威胁；护理责任心因素，由于护理人员责任心不强，不严格执行常规制度而造成。使用管道安全标识，提高了护士对患者管道护理的风险意识，使护士在工作中有章可循、有据可依，达到护理行为的规范化，从源头上对管道护理中潜在的不安全因素进行了有效的规避。

4. 规范管道标识便于护士在繁忙的工作中快速识别各种管道，尤其是患者置入多种管道时，避免了反复牵拉确认管道的现象，既准确又迅速、安全。规范、醒目的护理标识也是一种温馨提示，患者、家属愿意自觉遵守并配合，有利于建立互动的护患关系，体现人文关怀，患者对护理工作的满意度大大提高。

第二章　常用管道护理

第一节　胃　　管

一、概念

鼻饲法是通过胃管经一侧鼻腔插入胃内，由管内灌注流质及半流质食物、水和药物的方法。

二、目的

对意识发生障碍不能进食的患者；消化道手术后无法正常经口进食的患者，以胃管供给食物和药物，维持患者营养和治疗的需要。

三、适应证

（1）昏迷患者或不能经口进食者，如神经系统损伤引起的昏迷、口腔疾病、口腔手术后、胃肠手术后、食管异物术后、食管黏膜损伤较重者；

（2）张口受限的患者，如破伤风者；

（3）早产儿；

（4）病情危重者；

（5）拒绝进食者。

四、禁忌证

（1）食管严重狭窄或阻塞患者；

（2）食管手术后患者；

（3）脑脊液鼻漏患者；

（4）经鼻手术者。

五、并发症及预防

1. 腹泻

腹泻是最常见的并发症，通常发生于鼻饲开始，使用高渗性饮食，胃肠道分泌大量水以稀释溶液的浓度，肠道蠕动加速，易产生腹泻。

预防措施：鼻饲时采用逐步适应的方法，配合加入抗痉挛和收敛药物可控制腹泻。此外，肠道真菌感染也可引起腹泻。

2. 恶心、呕吐

鼻饲过快与量过大易引起恶心、呕吐。

预防措施：鼻饲时可减慢输入速度、液量以递增的方式输入，溶液温度保持在40℃左右，以减少对肠道的刺激。

3. 胃潴留

患者因为胃肠蠕动慢，输入的营养液易潴留于胃内。

预防措施：每次输注溶液前先抽吸胃液，以了解胃内是否已排空，进食4小时后，可从胃管抽出食物则提示有胃潴留，需延长输注间隔，可加服胃动力药，促进胃排空。

4. 高血糖和低血糖

高血糖与大量鼻饲高渗糖饮食有关，由于家属过分强调营养补充，使其配方中呈高糖成分。预防措施：护士应正确掌握血糖、尿糖测量方法，以避免高血糖加重病情。低血糖多发生于长期鼻饲饮食而突然停止者。

预防措施：鼻饲时应缓慢停用要素饮食，或者同时补充其他形式的糖。

5. 脱水

脱水可由腹泻、尿糖或者摄水不足引起。

预防措施：应逐渐增加饮食的浓度与量，并经常检测电解质变化及尿素氮的水平，严格记录患者出入量。

6. 误吸

误吸是严重的并发症之一，衰弱、年老或昏迷的患者，有食管反流者尤其容易发生液体饮食反流，吸入气管。

预防措施：抬高床头 30 度，注意鼻饲管输注速度，监测胃潴留量，胃管出口做一标记，吸痰时的动作应轻柔，尽量减少刺激。如发生误吸，患者出现呼吸困难等，应立即停止鼻饲，取右侧卧位，头部放低，抽吸胃内容物，防止反流造成严重后果。

7. 脱管、堵管

脱管多因患者烦躁时自行拔除或翻身时不慎脱落。

预防措施：应用柔软、稳定性好的鼻饲管，以求舒适、安全，妥善固定鼻饲管，每次输注完毕后应立即冲洗鼻饲管，避免堵塞。

8. 咽炎

由于胃管机械性刺激引起咽喉不适，肿痛。

预防措施：可用西瓜霜剂加生理盐水 10ml，庆大霉素 8 万 U，地塞米松 5mg，充分摇匀进行局部喷雾 3 ~ 5 次/天。禁食期间，加强口腔护理，观察口腔黏膜有无溃疡、真菌感染等，有异常及时处理。

六、注意事项

1. 插管前应先检查鼻、口腔、食管有无阻塞，有义齿者先取出，有食管、胃底静脉曲张的患者尽量不插胃管，以免致破裂出血。

2. 插管时动作应轻稳，以免损伤食管黏膜。在插管过程中患者如果出现呛咳、呼吸困难、发绀等，表示误入气管，应立即拔出，休息片刻重插。

3. 昏迷患者插管时，应将患者头向后仰。当胃管插入会厌部约15cm 时，左手托起头部，使下颌靠近胸骨柄，加大咽喉部通道的弧度，使管端沿后壁滑行，插至所需长度。

4. 注入食物前必须先抽吸胃液，确定胃管通畅。将床头抬高 30 ~ 35 度，可避免进食过程中及进食后的呛咳、反流、呕吐等情况，减少肺炎的发生。

5. 回抽有胃液时，观察有无消化道出血或胃潴留（如血性、咖啡色胃液或空腹胃液大于 100ml），此时应停止鼻饲，待症状好转后再行鼻饲。如无异常可缓慢注入少量温开水，然后再灌注鼻饲药物或流食。鼻饲速度应缓慢，并随时观察患者的反应，一般 200ml 在 20 ~ 30 分钟内完成。鼻饲完毕，用温水 20ml 冲洗胃管，避免食物残渣留在胃管内发酵或变质,引起患者胃肠炎或堵塞管腔。将胃管末端盖帽固定,并用纱布包好,皮筋系紧,用安全别针固定于枕旁。保持半坐位 30 ~ 60 分钟后恢复平卧位。在旁观察 5 分钟,注意有无呕吐,食物反流。30 分钟内不宜翻身或进行其他护理操作。

6. 每次鼻饲量不宜超过 200ml,每 2 ~ 3 小时一次,温度以 38 ~ 40℃为宜。

7. 注入完毕后必须再注入温开水冲净胃管,避免鼻饲液存积在管腔中变质,造成胃肠炎或阻塞管腔。

8. 对易反流者采取少量多餐,注意观察胃内容物残留情况。如鼻饲前抽出 100ml,适当延长间隔时间。

9. 如需注入药片,应将其研碎,并使其溶解后再注入胃内。

10. 使用导丝胃管,45 天更换一次,标识注明插入时间及更换时间。做好口腔护理,保持口腔清洁,预防口腔感染。

七、健康教育

1. 向患者或家属解释留置胃管补充营养的必要性,使其主动配合。

2. 耐心讲解留置胃管的操作过程,消除患者的紧张、恐惧心理。

3. 向患者或家属讲解鼻饲的一般注意事项、发生不良反应的观察及简单的处理办法。

4. 躁动患者使用约束带时签署知情同意书,详细讲解约束带使用注意事项,防止胃管拔除不良事件发生。

八、留置胃管操作流程

操作流程	实施要点
评估	1. 核对、确认患者,并做自我介绍 2. 解释留置胃管的目的,指导配合方法 3. 评估患者病情:①询问患者身体状况,了解患者既往有插管经历。②评估鼻腔状况。③了解患者有无上消化道出血史,严重的食管静脉曲张、食管梗阻、鼻腔出血,以防发生损伤
环境准备	病房保持整洁、安静、安全、舒适,符合治疗要求

操作流程	实施要点
护士准备	1. 修剪指甲、按七步洗手法洗手、戴口罩 2. 用物准备：一次性无菌胃管、石蜡油、无菌纱布、弯盘、棉签、治疗巾、50ml 注射器、治疗碗（内盛温开水）、胶布、听诊器、压舌板、治疗卡、标识
查对用物	均符合使用要求
操作前 准备	1. 携用物至床旁，核对、确认患者，了解患者合作情况 2. 协助患者取坐位或半卧位，无法坐起者取右侧卧位，头颈部自然伸直 3. 将治疗巾铺于颌下，弯盘置于方便取用处 4. 观察鼻腔、选择通畅无疾患的一侧用棉签清洁 5. 备胶布于可取处
胃管准备	1. 取出胃管检查胃管是否通畅，测量插入长度做好标记（45～55cm）。测量胃管插入长度：成人插入长度为 45～55cm，婴幼儿 14～18cm。测量方法有以下两种：一是从前额发际至胸骨箭突的距离；二是由鼻尖至耳垂（相当于鼻口到咽喉部的距离）再到胸骨箭突的距离 2. 将少许石蜡油倒在纱布上润滑胃管前端（10～20cm）
操作方法	1. 左手持纱布托住胃管，右手持镊子夹住胃管沿选定的一侧鼻孔缓缓插入。插入至咽喉部（14～18cm）时嘱患者做吞咽动作，随即快速将胃管插入直至入定长度（45～55cm） 2. 证明胃管是否在胃内：①接注射器于胃管末端回抽，能抽出胃液；②将听诊器放至尾部，用注射器快速注入 10ml 空气，能听到气过水声；③将胃管末端放入水中，无气体逸出 3. 确定胃管在胃内后，用纱布擦去口角分泌物，撤弯盘，摘手套，用胶布将胃管固定于面颊，将胃管末端反折，用纱布包好，然后在鼻胃管末端贴好标识，并注明胃管留置日期和更换日期，撤治疗巾，用别针固定于枕旁或患者衣领处。记录胃管插入深度，需要时胃管远端接胃肠减压器或引流袋 4. 拔管：拔管前告诉患者及家属因病情稳定，胃肠道功能恢复可拔除胃管，并说明拔管步骤以取得患者合作，拔管前先将胃管折叠捏紧，边拔边用纱布擦胃管，拔到咽部处快速拔出，及时清洁患者口鼻部
整理用物	1. 整理床单位，嘱患者活动时注意防止胃管拔出、扭曲，禁饮禁食和停止口服药物 2. 再次核对、确认患者 3. 整理用物 4. 洗手，做好标识记录

知识链接

一、新生儿插管方法

插胃管过程中当胃管下至 5 ~ 7cm 时（快到咽喉部）助手迅速用消毒棉签蘸少许温度适宜的糖水或奶汁放入患儿口腔，使其安静并产生吸乳动作，此时操作者迅速将胃管插入胃内。

二、小儿插胃管方法

1. 能配合的 3 岁以上小儿

采取同服盐水法：当胃管到达咽部时助手用汤匙给患儿生理盐水，边喂边将胃管插至胃内。

2. 昏迷、哭闹、不合作的小儿

使用简易开口器法：患儿仰卧位，固定头部，将特制注射器（一次性 5ml 注射器去掉活塞，减去乳头及根部，修整切面使其平滑）插入口腔至舌根部，助手固定口腔外空洞柄部，操作者将胃管沿着注射器内壁送下直至胃部。

三、昏迷患者插胃管方法

1. 深昏迷合并舌根后坠患者

侧卧位拉舌头插胃管法：患者侧卧位时舌头向后坠的重力作用减少，舌后坠减轻，同时由于拉舌钳作用，口咽部不再受堵塞且比正常情况还要增大，所以便于胃管插入。该法节省材料，减轻护士工作量，避免常规法导致误吸、黏膜损伤等并发症。

2. 浅昏迷患者

（1）刺激法：将胃管插入 15cm 时先用一些刺激手段使患者产生吞咽反射，在此一瞬间迅速插入胃管。此法成功率达 94%。

（2）侧位置法：患者取侧卧位，操作者面对患者由一侧鼻孔将胃管插入。此法适用于脑出血急性期、有明显颅内压增高患者及颈项强直患者。

（3）双枕垫头快速插入法：将双枕直接垫于患者头下，使下颌尽量贴近胸骨柄，双方交替快速插管至胃内，此法可节省人力和术者体

力，尤其可使躁动患者头部固定，方便夜班护士一人操作。

3. 气管插入或气管切开患者

（1）气管切开昏迷患者：将患者保持头、颈、躯干水平位，当胃管置入 16～18cm 感阻力增加时由助手拔出气管套管 0.5～1cm，操作者将胃管顺势插下，待胃管通过气管切开部位后再将气管套管返回原位，然后将胃管继续插至胃内。

（2）气管切开清醒患者：用润滑麻醉剂（2% 利多卡因和适量石蜡油）滴 0.3ml 于一侧鼻孔、0.5ml 于舌根部，并涂于胃管前 10cm 处，由于患者反应轻而获成功。

参考文献

[1] 胡华琼，吴瑞勤，周梅荣，等. 临床管道护理作业指导 ［M］. 武汉：华中科技大学出版社，2014.

[2] 贺雪琴，郭维奇. 改良新生儿插胃管方法 ［J］. 中华护理杂志，1999，34（10）：64.

[3] 郭素珍，郑美花，黄建英. 术前插胃管新方法 ［J］. 中国实用护理杂志，2005，21（7）：49.

[4] 庄雪珍. 两种插胃管方法的比较 ［J］. 实用护理杂志，1996，12（12）：532－533.

[5] 石尚英，郭建萍. 按摩耳穴插胃管效果好 ［J］. 山西护理杂志，1995，9（5）：224.

[6] 徐亚金. 舌后坠患者插胃管方法探讨 ［J］. 中华护理杂志，199，34（5）：308.

[7] 陈健春. 昏迷患者插胃管的方法探讨 ［J］. 广西医科大学学报，1998，15（3）：138.

[8] 刘亚红. 侧位置胃管方法的初探 ［J］. 护士进修杂志，1997，12（2）：46.

[9] 张金华. 双枕垫头快速插胃管在重型颅脑损伤患者中的应用 ［J］. 实用护理杂志，2000，16（4）：36.

[10] 苏素，王青，王美婷，等. 气管切开患者胃管置入的改进 ［J］. 护理学杂志，2000，15（1）：61.

［11］李雪英．气管切开插胃管的护理体会［J］．广东医学，1999，20（10）：818.

［12］赵禾欣，陈连贵，孙秀珍．气管导管引导插胃管的临床实践［J］．中华护理杂志，1997，32（10）：593.

［13］车杰，周玉红，黄友，等．硅胶胃管留置时间的研究［J］．中华护理杂志，1998，33（12）：690－691.

［14］张芹，刘光旭，苏春林．胃管插入长度与胃肠减压效果的相关研究［J］．世界最新医学信息文摘，2015，15（88）：77.

第二节　尿　　管

一、概念

导尿是指在无菌操作下，用无菌导尿管经尿管插入膀胱内引出尿液，将导尿管保留在膀胱内，引流尿液的方法。

二、目的

通过导尿管引流膀胱内尿液达到检查或治疗的目的。

三、适应证

（1）各种原因引起的尿潴留；

（2）膀胱容量、残余尿量测定；

（3）尿动力学检查、膀胱测压；

（4）膀胱、尿道造影检查；

（5）膀胱药物灌注；

（6）无菌尿标本收集及尿细菌培养标本的收集；

（7）危重患者尿量监测；

（8）大型手术前导尿，方便术中尿量观察，防止术中膀胱过度充盈。

四、禁忌证

（1）急性尿道炎；

（2）急性前列腺炎；

（3）女性月经期；

（4）骨盆骨折；

（5）尿道损伤。

五、并发症及预防

1. 尿路感染

无菌操作不符合要求，采用的导尿管型号质地不适宜，尿道黏膜损伤，破坏了尿道黏膜的屏障作用。

预防措施：操作时严格无菌，动作轻柔，注意会阴部消毒。留置导尿管后要注意保持会阴部清洁，用呋喃西林棉球擦洗尿道口，每日1~2次。每日更换尿袋，将尿袋固定在床旁，尿袋不得超过膀胱高度并避免挤压，防止尿液反流。注意观察尿量和颜色。

2. 尿道损伤

操作者技术不够熟练，导尿管插入不顺利，反复多次插管。男性患者尿道长，存在弯曲和狭窄部位，不易掌握插管深度，易造成损伤。下尿路有病变时，尿道解剖发生变化，如前列腺增生症插尿管时易致尿道损伤。烦躁、昏迷患者易发生尿管脱出。

预防措施：操作者动作熟练，避免反复插管。操作前应询问患者病史，对有尿路病变的患者应采取针对性的方法。留置尿管后应嘱患者翻身时注意保护以免发生尿管脱出。对烦躁患者约束固定好四肢，预防患者强行拔管。更换尿袋时避免用力牵拉尿管，观察尿管是否扭曲、受压、移位或插入过深，以免损伤尿道黏膜。

3. 膀胱功能降低

长期留置导尿管开放引流，导致膀胱功能障碍。

预防措施：定时开放尿管能有效地维持膀胱的正常张力，应每两小时放尿一次，保护膀胱的收缩功能。

4. 尿管拔除困难

导尿管气囊坏损，抽不出气囊内气体或液体。患者极度紧张，尿道平滑肌痉挛。长期留置形成尿垢使导尿管与尿道紧密粘贴。

预防措施：操作前认真检查球囊的完整且不破裂。对于极度精神紧张者，要稳定患者情绪，适当给予镇静剂。留置导尿管的患者应嘱患者多饮水，每日 1500~2500ml。

5. 尿管引流不畅

导尿管引流腔堵塞，导尿管折断、打结。引流袋位置过低，拉力过大，导尿管受牵拉变形，直接影响尿液流畅。

预防措施：妥善固定导尿管及尿袋，长期留置导尿管者应每日膀胱冲洗，每月更换导尿管 1 次。

六、注意事项

1. 物品必须严格消毒灭菌，并按无菌操作进行，以防感染。

2. 导尿管如误入阴道，应更换导尿管后重新插入。

3. 选择光滑和粗细适宜的导尿管，动作轻柔，以免损伤尿道黏膜。

4. 在插入尿管之前，先向气囊内注入 10~20ml 生理盐水，检查气囊充盈情况和是否漏气，然后再插入膀胱。

5. 若膀胱高度膨胀，第一次放尿不应超过 1000ml，因大量放尿可导致腹腔内压力突然降低，膀胱突然减压，可引起膀胱黏膜急剧充血而发生血尿。

6. 长期留置尿管的患者应每日行会阴擦洗及膀胱冲洗，指导患者多饮水，防止尿路感染。

7. 尿袋集满尿液后，应及时倾倒，并记录尿量、颜色、性质。

七、健康教育

1. 告知患者必须保持尿管的通畅，防止尿管受压、扭曲，尿袋固定必须低于导尿管，不可压迫尿袋，防止尿液倒流造成感染。

2. 如病情允许，鼓励患者多饮水，每天 1500~2500ml，达到自然冲洗膀胱的目的，鼓励患者多活动，预防出现感染和泌尿系结石。如出现烧灼感、疼痛等膀胱刺激征和尿液浑浊、沉淀和结晶等情况，应立即告知医护人员，及时处理。

3. 告知患者保持会阴部清洁的重要性，预防感染。

4. 向患者讲解长期保留尿管应定时开放的必要性。定时开放能有效地维持膀胱的正常张力，应每两小时放尿一次，以保护膀胱的收缩功能。

八、留置尿管的操作流程

操作流程		实施要点
评估		1. 核对、确认患者，并做自我介绍 2. 解释留置尿管的目的，指导配合方法 3. 评估患者病情，询问患者身体状况，了解患者既往有无插管经历，了解患者有无尿道损伤等
环境准备		病房保持整洁、安静、安全、舒适，符合治疗要求
护士准备		1. 修剪指甲，按七步洗手法洗手、戴口罩 2. 用物准备：治疗车、导尿包、手消液、垃圾桶（内套黄色垃圾袋）、一次性垫巾
查对用物		均符合使用要求
操作前准备		1. 评估、查对、告知、遮挡患者 2. 协助脱去对侧裤腿并盖好 3. 仰卧位双腿自然分开、垫一次性垫巾
操作流程	插管	1. 打包、戴左手套、弯盘放床尾 2. 右手持钳夹棉球消毒外阴 3. 撤去用物、脱左手套 4. 打开导尿包 5. 戴无菌手套、铺洞巾 6. 将导尿用物置于洞巾下端 7. 导尿管与尿袋相连接 8. 润滑导尿管前端10cm 9. 消毒尿道口 10. 插入尿管、动作轻柔 11. 插入长度6~8cm 12. 见尿后再插入1~2cm 13. 留置尿管、气囊内注生理盐水10ml 14. 轻拉尿管 15. 撤去洞巾、脱去手套 16. 撤去垫巾、固定尿袋、整理用物、洗手、记录
	拔管	1. 解释、暴露会阴 2. 注射器抽出生理盐水10ml 3. 轻拉尿管缓慢拔出 4. 尿管、尿袋放入黄色垃圾袋内 5. 交代注意事项 6. 整理用物、洗手、记录

知识链接

一、男患者导尿术

用液体石蜡棉球润滑导尿管后，左手提起阴茎使之与腹壁成 60°角，将包皮向后推以漏出尿道口，用消毒棉球消毒尿道口及龟头后，手持尿管，对准尿道口轻轻插入 20～22cm，见尿液流出后再插入约 2cm。操作过程中动作轻、慢、稳，切勿用力过猛。

包皮口、尿道口窄小可引起置管困难，发生此种情况应：先用注射器将 5ml 润滑油经包皮口、尿道口注入后再试插导尿管，不进时，则更换小号规格导尿管。

尿道狭窄可引起置管困难的患者操作前了解狭窄的原因、部位和程度。而后，先用注射器将 5ml 润滑油经外尿道口注入尿道后插导尿管；当导尿管前进受阻时，可再从导尿管口缓缓注入润滑油，边注边插，边调整导尿管方位及阴茎角度；若仍插不进，应改用动脉留置针金属导丝或尿道扩张器引导再插管。

二、女患者导尿术

1. 用石蜡油润滑导尿管前端后，左手分开并固定小阴唇，右手用消毒棉球自上而下、由内向外分别消毒尿道口及双侧小阴唇，尿道口再加强消毒一次。

2. 左手继续固定小阴唇，嘱患者缓慢深呼吸，右手将导尿管对准尿道口轻轻插入尿道 4～6cm，见尿液流出再插入 1cm 左右，松开左手，下移固定导尿管。

3. 老年女性由于会阴部肌肉松弛，阴道肌肉萎缩牵拉，使尿道口陷于阴道前壁中，造成尿道外口异位，寻找方法：常规消毒外阴，戴手套，左手示指、中指并拢，轻轻插入阴道 1.5～2cm 时，将指端关节屈曲，而后将阴道前壁拉紧、外翻，在外翻的黏膜中便可找到尿道口。

参考文献

[1] 潘丽英. 膀胱冲洗对留置导尿患者尿液细菌培养的影响 [J]. 护士进修杂志，2007，22（10）：873-875.

[2] 刘凤英，孔爱玲，王亚军. 导尿和留置尿管的护理进展 [J]. 实用护理杂志，1997，13（3）：161-162.

[3] 赵莉莉，李玉芳，刘剑英. 膀胱冲洗与尿路感染相关性的临床护理研究 [J]. 现代中西医结合杂志，2012，21（11）：1248-1249.

[4] 郑惠霞. 导尿管留置导致尿路感染的临床分析及护理 [J]. 中国当代医药，2013，20（35）：184-187.

[5] 李友芳，张亚萍，张丽. 导尿管相关尿路感染原因分析及预防 [J]. 齐鲁护理杂志，2013，19（8）：120-121.

第三节　静脉留置针

一、概念

静脉留置针又称套管针，具有减少血管穿刺次数，对血管的刺激性小，减少液体外渗，不易脱出血管，减少患者对输液的心理压力，可随时进行输液治疗，有利于危重患者的抢救和提高护理工作效率，减轻护士的工作量等优点。静脉留置针作为一项护理新技术正日益广泛地应用于临床护理工作。许多医院都将静脉留置针作为临床输液治疗的主要工具。

二、目的

（1）建立静脉通路，便于给药与抢救；

（2）保护血管，避免重复穿刺给患者带来痛苦；

（3）预防纠正水、电解质和酸碱失衡，补充循环血量，供给营养物质，适用于长期输液的患者。

三、适应证

（1）血管条件好；

（2）连续输液超过 4 小时以上；

（3）静脉需要得到保护的患者。

四、禁忌证

（1）血管脆性较大者；

（2）凝血功能较强；

（3）狂躁并有自伤倾向患者；

（4）持续刺激性药物、发疱剂药物、pH 值 <5 或 >9 的液体或药物，渗透压 >600mOsm/L 的液体或药物输入。

五、并发症及预防

1. 皮下血肿

穿刺及置管操作不熟练、技术掌握不好、动作不稳等，往往容易使留置针穿过血管壁而形成皮下血肿。

预防措施：护理人员应熟练掌握穿刺技术，穿刺时动作应轻、巧、稳、准。根据不同的血管情况把握好进针角度，提高一次性穿刺成功率，以有效避免或减少皮下血肿的发生。

2. 液体渗漏

血管选择不当、进针角度过小、固定不牢、患者躁动不安、外套管未完全进入血管内或血管壁接触面积过大等原因均可导致液体外漏。

预防措施：护理人员应加强训练，合理选择血管，尽量选择较粗、弹性较好的血管，避免在靠近神经、韧带关节的手腕和手背肘窝部位的血管输液；避免在患侧肢体上进行穿刺；严格掌握输液速度和方法，对于血管刺激性强的药物和血管活性药物等，输液速度要慢。妥善固定导管，避免患者留置针肢体过度活动，必要时可适当约束；保持患者输液侧肢体与心脏平齐或抬高，同时注意穿刺部位上方衣服勿过紧，避免影响局部血液回流，加强穿刺部位的观察及护理。

3. 导管堵塞

造成导管堵塞的原因较为复杂，通常与静脉高营养输液或导管冲洗不彻底以及患者的凝血机制异常等有关。

预防措施：在静脉营养输液后应彻底冲洗管道，每次输液毕要正确封管，并注意推注速度不可过快，在输入黏稠度较大的药物前后均要用生理盐水冲管。

4. 静脉炎

患者因素，对于年龄较大、血管弹性差，周围循环不良的患者易发生穿刺处红肿疼痛；重复穿刺，穿刺在四肢靠近关节处易发生静脉炎；与输注药物的浓度、刺激性有关；留置时间越长发生静脉炎的概率越大，留置过程中未按规定的时间更换贴膜。

预防措施：护理人员应注意各操作环节的严格无菌，合理选择血管，尽量选择粗、直、富有弹性的血管，避开关节处，力争一次穿刺成功。输注对血管刺激性较强的药物前后应用生理盐水进行冲洗，以减少静脉炎的发生。按要求及时更换贴膜及输液接头，发现静脉炎患者应立即拔管，嘱患者抬高患肢，以促进静脉血回流缓解症状。同时在肿胀部位用硫酸镁湿敷 20 分钟/次，效果较好。

5. 静脉血栓的形成

反复多次在同一部位用留置针进行静脉穿刺的血管壁损伤，也是血栓形成的促发因素。

预防措施：选择上肢静脉穿刺，避免在下肢使用静脉留置针。留置时间不能过长，常规留置时间为 72 ~ 96 小时。

六、注意事项

1. 使用前，应先检查留置针的失效期、包装是否完好、产品的完整性及针尖斜面有无倒勾、导管边缘是否粗糙。

2. 使用静脉留置针时，必须严格执行无菌技术操作流程。

3. 密切观察患者生命体征的变化及局部情况。每次输液前后，均应检查穿刺部位及静脉走行方向有无红肿，并询问患者有无疼痛与不适。如有异常情况，应及时拔除导管并作相应处理。对仍需输液者应更换肢体另行穿刺。

4. 留置针穿刺成功后应妥善固定，留置针侧肢体应减少肢体的活动，避免被水沾湿贴膜。

5. 每次输液前应先抽回血，确保留置针在血管内，再用生理盐水冲管。

6. 导管堵塞时应及时拔出静脉留置针，切记不能用注射器使劲推注，以免将凝固的血栓推进血管，造成血栓。

七、健康教育

1. 对患者和家属说明置管的目的、重要性及必要性，做好解释工作。

2. 告知患者及家属注意观察敷料有无外渗，若有渗血报告护士。

3. 注意观察局部有无红肿、触痛等现象，注意沿静脉走向有无静脉炎的发生。注意观察患者体温有无变化，询问患者有无不适，如有异常疼痛及时拔管。

4. 对使用静脉留置针的肢体应妥善固定，告知患者尽量减少肢体的活动，避免被水沾湿。

5. 指导患者减少留置针侧肢体活动，以免因重力作用造成回血，堵塞导管。

八、静脉留置针穿刺操作流程

操作流程	实施要点
评估	1. 核对、确认患者，并做自我介绍 2. 解释留置套管针的目的，指导配合方法 3. 评估患者病情，询问患者身体状况，了解患者局部皮肤情况等
环境准备	病房保持整洁、安静、安全、舒适，符合治疗要求
护士准备	1. 修剪指甲，按七步洗手法洗手，戴口罩 2. 用物准备：基础治疗盘、一次性垫巾纸、止血带、输液贴、手消液、初消桶、留置针、贴膜敷料
查对用物	均符合使用要求

续表

操作流程	实施要点
操作前 准备	三查八对 告知患者留置针输液目的 取舒适卧位，铺一次性垫巾 评估患者血管情况，选择合适血管
操作流程	备贴膜敷料、输液贴 连接留置针 消毒范围5cm 扎止血带距离穿刺点位置≥6cm 持针方法、进针角度正确 及时撤除针芯、送套管进入血管。留置针静脉穿刺成功 松拳、松止血带、松调节器 输液贴、贴膜固定牢固 调节滴速成人40~60滴/分 贴膜或输液贴上标识穿刺时间 查对，交待注意事项 整理用物

知识链接

一、小儿静脉留置针的使用

1. 血管选择

静脉血管选择原则为直、粗、弹性佳、位置表浅、易固定、易观察，同时还应避开静脉瓣及关节处的血管。2岁以下的患儿首选额浅静脉、颞浅静脉等头皮静脉；3岁以上的患儿则一般选择手背及前臂内侧的表浅静脉，足背静脉不作为候选。

2. 穿刺方法

护理人员应具备熟练的穿刺技术，以穿刺点为中心，以0.5cm为半径的消毒范围，选择头皮静脉穿刺应先剃净穿刺部位头发。手持留置针呈15°~30°的夹角缓慢进针，发现回血后将角度压低，后退针芯，沿血管方向缓慢送入外套管，退出针芯，留置成功妥善固定。

二、静脉留置针的封管技术

1. 肝素钠封管液的配制方法

0.9% 氯化钠注射液 100ml + 肝素钠注射液 0.16ml，或 0.9% 氯化钠注射液 250ml + 肝素钠注射液 0.4ml，浓度：10U/ml。

2. 肝素钠封管法

输液完毕后用注射器取 8～10ml 肝素钠封管液从输液接头处缓慢注入正压封管，当药液剩余 1ml 左右时，边推注边夹闭留置针活塞，应用肝素液封管时，应严格掌握剂量，肝素稀释溶液 24 小时更换，超过 24 小时严禁使用。有出血倾向者严禁使用肝素液封管。

3. 生理盐水封管法

用注射器抽取 2ml 生理盐水，从输液接头处缓慢正压注入，将生理盐水充于留置针内，可防止血栓的形成，且无须配置，方法简单。尤其适用于有出血倾向、凝血机制障碍和肝肾功能不全等不宜应用肝素液封管的患者。

4. 冲封管原则

SASH 原则，S 指氯化钠注射液；A 指输入药液或抽血；S 指氯化钠注射液；H 指肝素钠注射液等溶液。采用脉冲式正压封管。

参考文献

[1] 刘洪梅. 静脉留置针的应用及护理 [J]. 中国医学创新，2012，9（22）：63-64.

[2] 黎燕清，李卡露. 国内静脉留置针临床应用新进展 [J]. 护士进修杂志，2007，22（1）：24-26.

[3] 杨景明，王忠珍，陈仕飞. 静脉留置针体外管腔正压封管效果观察 [J]. 护士进修杂志，2008，23（13）：1218-1219.

[4] 付敏. 小儿静脉留置针临床护理观察 [J]. 中外女性健康研究，2016，（8）：117.

第四节　中心静脉置管（CVC）

一、概念

中心静脉置管（CVC）是使用人体大静脉，如上腔静脉、下腔静脉等，能直接快速输注大量液体进入循环或需长期静脉营养或经静脉抗生素治疗而留置的静脉导管，是一种介入操作和治疗手段。无论是哪一途径置管，导管头必须位于上腔静脉、下腔静脉或右心房，系指末端位于大的中心静脉的任何静脉导管。

二、目的

（1）迅速开通大静脉通道；

（2）监测中心静脉的压力；

（3）静脉营养治疗；

（4）放置临时或永久性起搏器；

（5）静脉造影或经静脉的介入治疗；

（6）肿瘤患者化疗。

三、适应证

（1）严重创伤、休克、急性循环衰竭、急性肾衰竭等危重患者，需定期监测中心静脉压测定者；

（2）大量、快速扩容；

（3）胃肠外营养治疗；

（4）药物治疗：①输入刺激性药物；②输入高渗或黏稠的液体（如 TPN、脂肪乳、氨基酸、甘露醇）；③pH 值与人体相差大的药物（斯皮仁诺、两性霉素）；④使用血管活性药物；

（5）外周静脉穿刺困难；

（6）介入治疗通路；

（7）经静脉放置心脏起搏器者；

（8）血液透析、血浆置换术。

四、禁忌证

（1）同侧颈内置管和起搏导线置管；

（2）穿刺部位静脉血栓；

（3）同侧动静脉造瘘管；

（4）穿刺区域的感染、蜂窝织炎；

（5）上腔静脉压迫综合征。

五、并发症及预防

中心静脉插管的并发症，一类与操作时误伤其邻近的重要器官、组织有关，另一类则与导管感染有关。

1. 穿刺点渗血或局部血肿

中心静脉导管为侵入性操作，穿刺过程及以后使用过程中均应密切观察有无渗血及血肿。主要原因有：穿刺手法不当，穿刺时肌肉过度紧张影响穿刺，反复穿刺损伤血管；患者凝血功能障碍，穿刺部位剧烈活动；穿刺部位固定不牢固，反复牵拉导管。

预防措施：穿刺前做好患者解释工作，消除患者紧张焦虑情绪，放松肌肉便于穿刺；操作者应熟练掌握穿刺技术，争取一次穿刺成功，避免反复穿刺损伤血管；置管前检查凝血功能，对凝血功能障碍的患者，穿刺后应加压包扎；妥善固定导管，穿刺部位皮肤潮湿多汗，创口易于出现渗出物，可酌情增加换药次数。

2. 导管感染

感染是留置中心静脉导管的主要并发症之一，导管留置时间越长，其感染率越高。感染的原因多为导管受污染未及时消毒，换药不及时，或在操作过程中未严格执行无菌操作，消毒不彻底。

预防措施：严格执行无菌操作制度，加强手卫生，皮肤消毒要彻底，做好输液接头的维护、导管部位的护理；根据患者情况，及时更换贴膜，如患者出汗较多时、导管遇到污染后及时消毒换药；置管成功后应 24 小时后换药 1 次，以后每周换药 1 次，应采用无菌透明贴固定，封管液现用现配。

3. 导管堵塞

导管堵塞通常与导管冲洗不彻底，封管液的配制浓度与用量不足，患者高凝状态有关。

预防措施：穿刺时动作要轻柔，避免损伤血管壁，减少血栓形成；每次换药和冲管后应记录导管情况；输注黏稠度较高的液体及血制品后，要用生理盐水把导管完全冲干净；采用正确的冲管方法，每日输液完毕后应采用生理盐水脉冲式冲管，肝素钠稀释液封管，也可使用输液接头正压封管。

4. 空气栓塞

空气进入血管，能引起气体栓塞，根据气体量进入多少而定。

如空气量少，可分散到肺泡毛细血管，与血红蛋白结合或弥散至肺泡，随呼吸排出体外，因而不造成损伤。若进入空气量大且比较迅速，则由于心脏的搏动，将空气和心脏内的血液搅拌形成大量泡沫，当时心脏收缩不被排出或阻塞肺动脉可导致猝死。一般进入血液循环的空气在 100ml 左右时，即可导致心力衰竭，表现为胸部感到异常不适、咳嗽、胸骨后疼痛，随即发生呼吸困难、发绀，有濒死感。

预防措施：在输液前认真检查输液器及冲管注射器内有无空气，输液完毕后及时封闭管路，采用正压接头连接导管末端。一旦发生空气栓塞应：①立即让患者取左侧卧位和头低脚高位；②给予高流量氧气吸入；③立即通知医生；④严密观察病情变化，如有异常及时对症处理；⑤给予心理支持，解除紧张情绪。

5. 导管脱出

中心静脉导管置入后的缝合固定可有效防止导管脱落，但缝合线一旦脱落，导管将失去固定，极易随患者活动而逐渐脱落；患者烦躁不安，在躁动时意外拔出。

预防措施：护士应对留置导管的患者进行健康宣教，教会患者休息与活动，妥善固定导管，勿过度活动，勿自行牵拉；定期检查导管，记录好外留导管的位置与长度，发现异常情况及时采取措施；更换贴膜时手法轻稳、顺着导管方向从下往上揭去贴膜，以免拔出导管；对意识不清或躁动不安的患者，应加以约束，防止患者自行拔管。

六、注意事项

1. 操作者熟悉局部解剖特点是穿刺置管成功的关键，掌握多种进针穿刺技术，不在同一部位反复多次穿刺，以免造成局部组织的严重创伤和血肿。

2. 穿刺过程中，严格无菌操作。

3. 穿刺过程中误穿动脉后一定注意局部给予较长时间持久的压迫止血。

4. 穿刺成功后，注意减小穿刺针与额平面角度，当回抽血十分通畅时，固定针头不动。插入导引钢丝，注意插导引钢丝时不能有阻力。

5. 中心静脉在吸气时可能形成负压，穿刺过程中，更换输液器及导管和接头脱开时，尤其是头高半卧位的患者，容易发生空气栓塞。对于有自主呼吸的患者尤其要注意避免空气栓塞的发生。

6. 穿刺成功后应立即缓慢推注肝素盐水或生理盐水，以免血液在导管内凝固，阻塞管腔。

7. 冲管的注意事项：①严禁使用 10ml 以下注射器，因小于 10ml 的注射器可产生较大的压力，如遇导管阻塞可致导管破裂；②如果经由导管抽血、输血、输注其他黏滞性液体，必须先用上述方式冲洗导管后再接其他输液；③为避免血液反流于导管末端，应在正压封管的瞬间关闭导管锁；④不能将 CVC 通路用于高压注射泵推注造影剂（CT、MRI）。

七、健康教育

1. 指导患者保持穿刺部位的清洁干燥，如有贴膜卷曲、松动或贴膜下有汗液、渗血及时通知护士，导管放置期间不可直接淋浴，以防止水渗入敷料引起感染。

2. 告知患者妥善保护体外导管部分，翻身移位时，注意保护，以防导管滑出。

3. 穿刺点有疼痛、发痒等不适，应及时与医护人员联系。

4. 输液过程中不可随意调节输液速度。

八、中心静脉导管置管操作流程

操作流程	实施要点
术前评估	1. 核对、确认患者能否配合，并做自我介绍 2. 解释穿刺插管目的、插管程序，指导配合方法 3. 评估患者病情：①询问患者身体状况，了解患者既往的中心静脉插管史；②评估是否有可供置管用的中心静脉：颈内静脉、股静脉及锁骨下静脉；③了解患者心肺系统情况，是否有糖尿病、冠心病、恶性肿瘤及是否使用起搏器；④必要时可采用超声定位或超声引导穿刺
环境准备	1. 操作可在手术室或治疗室内进行 2. 治疗间保持整洁、安静、安全、舒适，符合操作要求
医生准备	1. 操作应由经过培训的专业医生完成，按七步洗手法洗手、戴口罩 2. 用物准备：穿刺针、导丝、扩张器、导管（分单腔、双腔、三腔）、肝素帽、5ml 注射器、缝皮针、缝线、小尖刀片、无菌纱布、透气敷料、2% 利多卡因 5ml、肝素 100mg 和生理盐水 200ml
查对用物	均符合使用要求
操作前准备	1. 根据穿刺部位采取不同体位，如颈内静脉采用头低仰卧位 2. 穿刺部位皮肤消毒，铺无菌巾，戴无菌手套 3. 0.5% ~1% 利多卡因局部浸润麻醉
中心静脉导管准备	20~40mg/dl 肝素生理盐水冲洗穿刺针、扩皮器及双腔管
操作方法	1. 采用穿刺针或套管针静脉穿刺，穿入静脉后有静脉血液抽出 2. 固定穿刺针并插入导引钢丝；如用套管针者，先将套管针拔出，将套管留置在中心静脉内，沿套管插入导引钢丝，并拔出套管针。注意插入引导钢丝困难时，不可强行插入 3. 应用扩张器沿导引钢丝扩张组织，包括皮肤、皮下组织及中心静脉，抽出导引钢丝，分别检查导管各腔血流是否通畅 4. 用 0.2~0.4mg/ml 肝素生理盐水充满导管各腔，并盖好肝素帽，将导管缝合固定到皮肤上，局部行无菌包扎 5. 拔管：拔管前告诉患者及家属导管因严重感染不能控制、导管失去功能或导管内有血栓不能抽出等原因必须拔管，以取得患者配合，拔管前，术者戴无菌手套，导管局部消毒，取无菌剪刀，将固定导管的缝合线剪开，颈内静脉或锁骨下静脉导管拔管时，患者应取卧位，拔除导管，局部压迫止血、包扎
整理用物	1. 整理床单位，嘱患者局部压迫止血，防止出血 2. 整理用物、核对物品及数量 3. 洗手，记录

知识链接

一、中心静脉导管的穿刺方法

1. 颈内静脉插管方法

穿刺前采用专用记号笔在皮肤上确定静脉的位置或采用超声定位,患者采取仰卧垂头15°,皮肤严格无菌消毒,待麻药起效后,使用探查穿刺针对静脉进行穿刺定位,穿刺进入颈内静脉可采用3种方式,即前路、中路、后路进针。①当颈动脉用手触诊位于胸锁乳头肌内侧及锁骨上5cm处时,可采用前路进针,把颈动脉推向内侧,远离胸锁乳头肌,探测穿刺针进针时与颈动脉平行,沿胸锁乳头肌内侧缘的皮下进针,进针与水平面成30°~45°角,针尖朝向同侧乳头方向。②当颈内静脉位于胸锁乳头肌两个头和锁骨形成的三角顶点时,采用中路进针颈动脉可以用手触及,如有必要可以向内推开。进针应与水平面成45°~60°角,针尖朝着同侧乳头方向。③后入路方法是,在胸锁乳头肌内侧缘及锁骨上约5cm进针,针尖朝向胸骨上切迹,与水平面成45°角、与额面成15°角进针。

2. 颈外静脉插管方法

由前根、后根组成,前根为面后静脉的后支,后根由枕静脉与耳后静脉汇合而成,两根在平下颌角处汇合,沿胸锁乳头肌表面斜向后下,至该肌后缘、锁骨中点上方2.5cm处穿颈部固有筋膜注入锁骨下静脉或静脉角。此静脉在锁骨中点上方2.5~5.0cm处有一对瓣膜,瓣膜下方常扩大成窦。颈外静脉的体表投影相当于同侧下颌角与锁骨中点的连线。

3. 锁骨下静脉插管方法

行锁骨下静脉穿刺时,进针点位于锁骨中、内1/3连接点锁骨下2~3cm处,此点接近锁骨弯折向后成角处。在锁骨下第一肋骨上方缓慢进针,针尖朝向胸骨上切迹,一般进针与水平面约成15°角。

4. 股静脉插管方法

行股静脉穿刺时,股动脉可以在腹股沟韧带上方2cm处扪及,探查针头在腹股沟韧带下方约1cm、沿股动脉内侧进针(紧邻股动脉),进针与水平面成45°~60°角。当用引导针头定位好股静脉时,穿刺针接头尽可能贴近皮肤，尤其是肥胖患者更应如此，使针的方向保持与静脉相平行，以便引导钢丝容易放入静脉。

二、中心静脉导管留置时间

颈内静脉和锁骨下静脉置管留置时间一般为 0.5~1 个月。对于治疗期较长且经济负担重的患者，可适当延长深静脉留置时间，但要观察导管留置期间有无并发症。导管留置时间的长短与护理质量密切相关。若置管 1 个月后，无明显感染征象，要做针眼处及管液的细菌培养，若有细菌产生立即拔出导管。

三、中心静脉导管拔除意外综合征

中心静脉导管的放置已引起人们广泛地重视，但静脉导管的拔除是一个很少讨论的课题。拔管引起并发症的死亡率达 57%。该并发症主要累及心、肺及中枢神经系统。拔管意外综合征重要的是预防和及时、准确的治疗。拔管必须和插管同样细致并引起重视。全体护理人员必须牢记拔管是中心静脉插管治疗的一个组成部分。

1. 拔管前护理

（1）患者取仰卧位或垂头仰卧位；

（2）当患者脱水时避免拔管；

（3）导管拔出时嘱患者屏住呼吸；

（4）碘伏消毒敷料贴范围。

2. 拔管后护理

（1）用 3 个手指或无菌纱布块压在拔管后的皮肤切口上；

（2）拔管后外涂抗生素软膏；

（3）不要过度按压或用力摩擦颈动脉；

（4）密封切口 12 小时；

（5）拔管后患者需静卧 30 分钟。

参考文献

[1] 叶朝阳. 血液透析血管通路的理论与实践 [M]. 上海: 复旦

大学出版社，2001.10.

［2］赵综合，张新，姜埃利．锁骨下静脉上位置管术在血液透析中的应用［J］．天津医药，2000，28（3）：180－183.

［3］符晓，朱笑萍，吴鸿，等．中心静脉留置导管在血液透析中的应用［J］．中国血液净化，2009，8（6）：309－312.

［4］王玉柱．血液净化通路［M］．北京：人民军医出版社，2008：72.

［5］朱红梅，伍刚，吉小静，等．不同浓度尿激酶联合肝素封管在静脉导管溶栓中的应用［J］．护理实践与研究，2014，11（11）：31－32.

［6］刘里里．血液透析患者半永久中心静脉置管术后封管护理［J］．全科护理，2014，12（27）2562－2563.

［7］张留平，王越，杨金芳，等．肝素尿激酶混合封管改善血液透析长期留置导管功能不良的临床观察护理［J］．现代医学，2014，42（7）：790－794.

［8］崔琳琳，叶朝阳．中心静脉长期留置导管常用封管液及封管方法［J］．中国血液净化，2015，14（1）：5－9.

［9］高瑾，沃西文．血液透析长期留置导管并发症处理及护理对策［J］．西南国防医药，2014，24（5）：552－553.

［10］钟莉慧，许婷，杨秋香．纯肝素与肝素盐水用于血液透析患者中心静脉置管封管效果比较［J］．山东医药，2015，55（7）：104－105.

［11］徐桃英．尿激酶封管在预防中心静脉长期导管堵塞中的应用［J］．现代诊断与治疗，2014，25（3）：502－503.

［12］张晓娟，张沙丽．透析用临时中心静脉置管相关感染的临床研究［J］．临床军医杂志，2011，39（2）：505－508.

［13］何惠芬，许晓妹，毛晓红，等．尿毒症血液透析患者长期留置导管感染因素分析及预防策略［J］．中华医院感染学杂志，2013，23（12）：2864－2865.

第五节　经外周静脉穿刺中心静脉置管（PICC）

一、概念

经外周静脉穿刺中心静脉置管，是利用导管从外周手臂的静脉进行穿刺，导管直达靠近心脏的大静脉，避免化疗药物与手臂静脉的直接接触，加上大静脉的血流速度很快，可以迅速冲稀化疗药物，防止药物对血管的刺激。

二、目的

（1）有效保护上肢静脉，减少静脉炎的发生，减轻患者的疼痛，提高患者的生命质量；

（2）能够保护外周静脉，避免刺激性药物损伤外周静脉。

三、适应证

（1）需要长期静脉输液，但外周浅静脉条件差，不易穿刺成功者；

（2）需反复输入刺激性药物，如化疗药；

（3）长期输入高渗透性或黏稠较高的药物，如高糖、脂肪乳、氨基酸等；

（4）需要使用压力或加压泵快速输液者，如输液泵；

（5）需要反复输入血液制品，如全血、血浆、血小板等；

（6）需要每日多次静脉抽血检查者。

四、禁忌证

（1）患者身体条件不能承受插管操作，如凝血机制障碍，免疫抑制者慎用；

（2）已知或怀疑患者对导管所含成分过敏者；

（3）既往在预定插管部位有放射治疗史；

（4）既往在预定插管部位有静脉炎和静脉血栓形成史、外伤史、血管外科手术史；

（5）局部组织因素，影响导管稳定性或通畅者。

五、并发症及预防

1. 导管堵塞

预防措施：保持 PICC 导管的通畅，避免扭曲、打折，穿刺及送管时动作要轻柔，避免损伤血管壁，减少血栓形成。穿刺点外露导管妥善固定以"S"形，在置管后，记录每个患者的导管置入长度，在每次换药和冲管过程中，仔细观察现有长度是否与置入长度相符。正确的冲管方法是置管成功后立即用 20ml 注射器抽吸 10ml 生理盐水脉冲式冲管，输注黏稠度较高的液体及血制品后，要用生理盐水把导管完全冲干净。输液完毕后应及时封管，以生理盐水行脉冲式推注冲管，使用输液接头正压封管。

2. 静脉炎与穿刺点感染

预防措施；置管前选择粗、直、弹性好的血管和型号匹配的导管，首选肘正中静脉，其次是贵要静脉。严格执行无菌操作技术，置管前严格消毒局部皮肤，置管后定期换药，及时检查创口情况，保持穿刺点周围皮肤清洁，穿刺时送管动作轻柔、被穿刺肢体制动，可减少对血管的机械性刺激，以免损伤血管内膜，穿刺完毕后用无菌透明贴固定，便于观察穿刺点及早发现静脉炎。

3. 穿刺点渗血、水肿

预防措施：患者血管情况好，穿刺针应与导管相适应，剧烈频繁咳嗽时可用手指按压在穿刺点，防止因静脉压增高而渗血，置管前常规检查凝血功能，穿刺后按压穿刺点 2~3 分钟，凝血机制较差者按压时间应增至 5~10 分钟，制动 30 分钟，24 小时内限制插管侧上肢过度活动，或加压敷料固定 24 小时，必要时停服抗凝剂，给予止血剂。

4. 导管漂移或脱出

预防措施：指导患者休息与活动，穿刺侧肢体勿频繁活动，妥善固定导管。定期检查导管，记录好外留导管的位置与长度，发现异常情况及时采取措施。更换贴膜时手法轻稳、正确，顺着导管方向从下往上揭去贴膜，以免将导管拔出。

5. 静脉血栓

预防措施：置管前测量臂围，排除既往静脉血栓史，尽可能选择细的导管，避免长时间压迫置管侧肢体，以免致血液缓流而发生静脉血栓。

六、注意事项

1. 输入全血、血浆、蛋白等黏性较大的液体后，应当以等渗液体冲管，防止管腔堵塞，输入化疗药物前后均应使用无菌生理盐水冲管。

2. 可以使用 PICC 导管进行常规加压输液或输液泵给药，但是 PICC 导管不能用于高压注射泵推注造影剂等。

3. 严禁使用小于 10ml 注射器，否则如遇导管阻塞可以导致导管破裂。

4. 护士为 PICC 置管患者进行操作时，应当洗手并严格执行无菌操作技术。

5. 尽量避免在置管侧肢体测量血压。

七、健康教育

1. 穿刺后 24 小时内伤口停止渗血前，减少穿刺上肢的活动，可适当做握拳运动松指动作。

2. 置管侧上肢避免提重物或做剧烈的运动。

3. 出血的处理：立即压迫穿刺处，3 天内尽量减少屈肘动作。

4. 手肿胀的处理：手掌的屈伸运动，即握拳、松拳连续做此动作。手握热毛巾，促进血液回流，注意水温，防止烫伤。压迫穿刺点，抬高置管的手臂。

5. 静脉炎的预防和处理：每日热敷后涂抹静脉炎膏，每日 3 次，连续使用 10 天。

八、PICC 置管术操作流程

评估	1. 核对医嘱、床号、姓名
	2. 评估血管情况，开展穿刺前教育
	3. 与患者签署知情同意书
环境准备	1. 保持病房整洁、安静、安全、舒适，符合治疗要求
操作前准备	1. 评估患者并解释
	2. 患者的准备：穿宽松的上衣，如厕排空尿便，彻底清洗术肢
	3. 操作者准备：洗手、戴口罩、戴一次性手术帽
	4. 物品准备
	5. 选择导管：根据患者经济情况、用药方案、血管情况选择导管
操作流程	1. 备齐用物携至床旁，核对患者，协助摆好体位
	2. 选择穿刺静脉，测量插管长度：于上臂中上 1/3 处扎止血带，根据静脉情况选择血管；选择穿刺点：首选肘窝区肘下两横指处；测量导管插入长度；测臂围：于肘上 7cm 处测量臂围
	3. 穿刺：建立无菌区，穿刺点消毒，预冲导管并修剪导管穿刺：从导引管内取出穿刺针，置入 PICC 导管，退出并撤离导引套管，移去导引钢丝，抽吸封管，清理穿刺点
	4. 固定导管，覆盖无菌敷料
	5. 确认导管位置
操作后	1. 观察指导患者
	2. 整理用物、洗手、记录

知识链接

选择穿刺静脉，测量插管长度

1. 于上臂中 1/3 处扎止血带，根据静脉情况选择血管，推荐选用肘横纹上下 2cm 处的血管，主要包括贵要静脉、肘正中静脉或头静脉。

2. 选择穿刺点　穿刺点常规首选肘窝区肘下两横指处，如果进针位置过下，血管相对较细易引起回流受阻或导管与血管发生摩擦而出现并发症，进针位置过上易损伤淋巴系统或神经系统，且上臂静脉瓣较多也不宜作穿刺点。

3. 测量导管插入长度　上肢静脉测量法，从预穿刺点沿静脉走向到右胸锁关节反折再向下至第 3 肋间隙，锁骨下静脉测量法，从预穿刺点沿静脉走向到胸骨切迹，再减去 2cm，下肢静脉测量法，从预穿刺点沿静脉走向到腹股沟再向上到横膈至剑突尖端。注意外臂的测量不能十分准确地显示体内静脉的解剖。导管尖端最终应位于上腔静脉与右心房开口交界处，并与上腔静脉壁平行。

4. 测臂围　于肘上 7cm 处测量臂围，用于监测可能发生的并发症，如渗漏、栓塞等，新生儿及小儿应测量双臂臂围。

参考文献

[1] 赵爱玲，深静脉置管的应用与护理[J]．实用医技杂志，2007，14（3）：380－381.

[2] 刘晶晶，温娜，王海莲，等．深静脉置管的临床应用及护理进展[J]．护理研究，2007，21（3）：661－662.

[3] 陈赢，中心静脉导管的护理[J]．临床和实验医学杂志，2006，5（9）：1462－1463.

[4] 胡君娥，吕万丽，陈道菊，等．PICC 置管后并发症的原因分析及处理对策[J]．护士进修杂志，2007，22（6）：554－555.

[5] 冯长清，吴雪莲，唐丽萍．深静脉置管术的临床应用 [J]．医学信息，2006，19（1）：160.

第三章 外科管道护理

第一节 肝胆外科管道护理

一、T型引流管

（一）概念

T管是胆总管探查或切开取石术后，在胆总管切开处放置的一根像英文字母"T"的橡胶管，一端通向肝管，一端通向十二指肠，将胆汁由腹壁戳口引流出体外接无菌引流袋。

（二）目的

（1）引流残余结石，使胆道内残余结石尤其是泥沙样结石通过T管排出体外；

（2）引流胆汁和减压，防止因胆汁排出受阻导致胆管内压力升高、胆汁外漏而引起胆汁性腹膜炎；

（3）支撑胆管，防止胆总管切口瘢痕狭窄、管腔变小、粘连狭窄等；

（4）经T管溶石或造影等。

（三）适应证

（1）原发或继发性胆管结石、胆道蛔虫、肿瘤等行胆总管探查术后；

（2）肝外胆管扩张、胆管直径在 1.2～1.5cm 以上；

（3）胆总管内脓肿性胆汁或泥沙样结石；

（4）胆总管坏死、穿孔；

（5）肝外梗阻性黄疸。

（四）禁忌证

（1）严重的胆系感染和出血者；

（2）碘过敏者；

（3）心、肾功能严重损害者；

（4）甲状腺功能亢进者。

（五）并发症及预防

1. 脱管

多因患者烦躁时自行拔除或翻身时不慎脱落。

预防措施：妥善固定不宜牵拉，将 T 管用缝线固定于腹部皮肤，避免将导管固定于床上，防止患者翻身时拉出或误拔，躁动患者专人看护，加以适当约束，引流管的长度要适宜，另一端接引流袋。

2. T 管堵塞

胆道有蛔虫的患者，应术前术后需进食，长时间禁食刺激肠道，激惹蛔虫，使之上窜入胆总管并钻入 T 管；残余结石堵塞管路；胆总管切开时，止血不完善或缝合不严密。

预防措施：对蛔虫易感人群，择期手术前应服驱虫药，或术中经 T 管或另插管至十二指肠注入驱虫药；术中尽量取尽结石，并反复冲洗肝管；胆总管切口不宜太长，止血须完善彻底，置 T 管时紧靠切口上端，缝合紧密；严密观察患者引流液的颜色、性质及量（正常胆汁呈深黄色澄清液体，24 小时引流液为 800～1200ml）；观察患者是否有腹胀、黄疸及大便颜色变化，或者原有黄疸是否逐步消退，以了解胆道通畅情况；经常挤捏 T 管以保持通畅。

3. 感染

与患者留置 T 管有关。

预防措施：遵医嘱给予患者抗感染治疗，观察患者有无腹痛、腹胀、发热现象，妥善固定引流管，保持 T 管引流通畅等；保持 T 管引流管不受压、扭曲，引流袋低于切口 30cm 以上，密切监测患者体温变化，每周 1 次更换引流袋，注意无菌操作，更换时用 75% 乙醇棉球常规消毒接口。

（六）注意事项

1. 严密监测患者生命体征变化，如有发热、腹痛，提示有感染或胆汁渗漏可能，应及时报告医生。

2. 保持置管部位皮肤及伤口清洁干燥，一旦敷料湿透马上更换，胆汁刺激性大，易侵蚀皮肤。

3. 若管道脱出，不得将管道送回，用无菌纱布覆盖伤口，妥善固定引流管，及时报告医护人员。

4. 及时观察引流液的颜色、性质及量，若发现异常及时报告医生。

5. 患者咳嗽时，应用其手按住腹部切口轻轻咳嗽数次，痰黏稠不易咳出时可行雾化吸入。

（七）健康教育

1. 向患者及家属解释留置 T 管的作用、目的、放置的时间和活动时的注意事项。

2. 饮食宜低脂、清淡、高维生素、少食多餐。

3. 告知患者日常生活中避免提举重物或过度活动，防止 T 管脱出，拉扯伤口，尽量穿宽松柔软的衣服。

4. 告知患者避免盆浴，淋浴时可用塑料薄膜覆盖置管处。

5. 患者下床活动时及时倾倒引流液，以免重力引起 T 管脱落。

（八）T 管标准操作流程

准备	医生准备：穿工作服，戴口罩、帽子、洗手
	核对床号、姓名
	告知患者：①留置"T"管及更换引流袋的目的；②"T"管留置时间；③患者配合的方法及注意事项
	摆好体位，询问患者伤口感受，查看伤口，了解伤口情况，了解引流袋引流的情况
	再次洗手
	评估环境，注意保暖，保护隐私
	准备物品：换药包一个（其中有治疗碗或盘 2 个，有齿镊、无齿镊各一把或血管钳 2 把），剪刀 1 把，凡士林纱布，络合碘，棉球若干，胶布等

续表

操作	暴露患者换药拆线部位
过程	检查换药包是否在有效期内
	打开换药包，将此操作需要的络合碘棉球及敷料、剪刀放入换药包中
	以持物钳整理换药包物品
	用手沿切口方向切开外层敷料
	用镊子或血管钳沿切口方向揭开内层敷料（若敷料粘结于创面，先用生理盐水渗透）
	一只镊子或血管钳直接用于接触伤口，另一镊子或血管钳专用于传递换药碗中物品
	用络合碘棉球由内至外消毒伤口及周围皮肤 5~6cm 两遍，消毒范围应超出纱布覆盖范围，需要消毒 T 管下段至少 5cm
	共消毒两次，范围依次缩小，不留白
	用有齿镊或血管钳轻提切口上打结的线头，使埋于皮肤的缝线露出
	用线剪将线头下方露出部剪断，向伤口方向轻轻抽出
	暴露在外面的缝线不能拉出
	拆线过程中需要再次检查伤口，判断是否能够全拆线
	全部拆除缝线
	拆线过程中需要体现人文关怀，询问患者是否疼痛，观察伤口有无出血
	剪断固定 T 管的缝线包括缝合在皮肤上的缝线
	不旋转、缓慢拔出 T 管
	拔管时用纱布保护，防止胆汁外溢术野
	检查 T 管末端是否完整
	凡士林纱布填塞窦道
	拆完缝线以及拔管后，用络合碘棉球再擦拭一次
	覆盖敷料，擦干辅料周围消毒液
	胶布固定
	整理患者衣物、床单等
	整理衣物，垃圾分类处理
	交代拆线后注意事项，保持伤口清洁，不要剧烈运动，注意保护伤口等

知识链接

一、T 管的拔管

1. 拔管指征

（1）黄疸消退，无腹痛、发热，大便颜色正常；

（2）胆汁引流量减少，颜色透明，无脓液、结石、沉渣及絮状物；

（3）连续夹管 3 天以上且无不适（14 天以后开始长期夹管）

（4）造影正常。

2. 拔管注意事项

（1）必须行 T 管造影；

（2）造影后开放 T 管 24 小时，充分引流造影剂；

（3）长期使用激素者，低蛋白血症、营养不良、老年人等，T 管周围窦道形成时间长者，均推迟拔管时间；

（4）拔管时忌暴力，以防撕裂胆道及窦道；

（5）造影后有残余结石，待 6 周后胆道镜取石。

3. 拔管后的护理

（1）无菌纱布覆盖，避免感染；

（2）体位：健侧卧位 45 度；

（3）及时更换敷料，保护皮肤清洁干燥；

（4）拔管后继续观察患者有无腹痛、黄疸、发热、食欲及大便颜色变化。

二、T 管患者带管回家的护理

1. 患者出院后携带换药所有的物品，如引流袋、棉签、手套、消毒液等，并保证回家后所用的物品在有效期内。

2. 正确更换引流袋，更换前用双手挤压引流管，若见引流液可上下浮动，证明引流管通畅。更换下来的引流液要正确记录颜色、性质、量，观察每日变化。

3. 保持敷料的清洁，引流管周围保持干燥，若敷料有渗液，应及时更换。保持引流管通畅，平时活动时要保证引流袋低于伤口部位，防止逆行感染。尽量穿宽松舒适的衣服，避免引流管打折、扭曲。

4. 日常留置 T 管期间可适当活动，但要避免剧烈运动，注意合理饮食，劳逸结合。

参考文献

[1] 丁冼, 马惠泉. 肝胆外科手术 140 例引流管护理 [J]. 河南医学研究, 2017, 26 (1): 174 – 175.

[2] 肖卿. 肝移植术后 T 型引流管的护理 [J]. 世界最新医学信息文摘, 2018, 18 (7): 199 – 200.

[3] 孙婷婷. 对肝胆外科手术后 T 型引流管的护理分析 [J]. 数理医药学杂志, 2016, 29 (2): 284 – 285

二、腹腔引流管

(一) 概念

腹腔引流管是患者行腹部手术时, 医生根据手术需要, 在腹腔内手术野的下方放置橡皮引流管, 将渗出液、脓液等引流出体外, 以减少毒素的吸收, 防止感染扩散和腹腔脓肿形成, 保证缝合部位的良好愈合, 减少炎症的发生。

(二) 目的

(1) 预防血液、消化液、渗出液等在腹腔内或手术视野内积聚, 以免组织损伤, 继发感染;

(2) 排除腹腔脓液和坏死组织, 防止感染扩散;

(3) 促使手术野死腔缩小或闭合, 保证伤口良好愈合。

(三) 适应证

(1) 腹部手术止血不彻底, 有可能继续渗血、渗液者;

(2) 腹腔或腹腔脏器积脓、积液切开后, 放置引流管有利于排出积存于腹腔内的液体 (包括血液、脓液、炎性渗液、胆汁、分泌液等), 使伤口腔隙逐渐缩小而愈合, 减少并发症发生;

(3) 腹部伤口清创处理后, 仍有残余感染者;

(4) 肝、胆、胰手术后, 有胆汁或胰液从缝合处渗出或积聚时;

(5) 消化道吻合或修补后, 有消化液渗漏者;

(6) 出血: 多发生于术后、换药、换管和并发感染时;

（7）慢性窦道形成：由于引流不畅、反复感染、异物刺激、坏死组织或留有死腔、引流物放置时间过长而形成；

（8）损伤：由于引流位置较深，解剖关系不清，临床经验不足而损伤周围组织和脏器，如损伤肠管、肝脏、膀胱等。

（四）禁忌证

（1）广泛腹膜粘连者；

（2）有肝性脑病先兆、包虫病及巨大卵巢囊肿者；

（3）大量腹水伴有严重电解质紊乱者禁忌大量放腹水；

（4）精神异常或不能配合者；

（5）妊娠。

（五）并发症及预防

1. 感染

可因引流管道选用不当、留置时间过久或在引流管护理时无菌操作不严所致；开放式引流是利用腹腔内外压力差、虹吸作用、胃肠蠕动挤压作用来引流腹腔内积液，引流的两端为双向开放式通道，易引起逆行感染。

预防措施：尽量采用闭式负压引流；腹外引流管及戳口处皮肤每日消毒，随时更换潮湿敷料，严格遵守无菌操作流程。

2. 引流口出血

戳口处如损伤皮下或肌层内血管可导致出血。

预防措施：腹壁戳孔应在腹直肌外侧，避开大血管和腹壁下动脉；戳孔时出血应及时妥善止血。

3. 引流管堵塞或引流不畅

堵塞和引流不畅的原因很多，如负压吸引压力太高，将引流管周围大网膜等组织吸入侧孔内；未根据引流液的性质选择引流管的种类和直径；引流液稠厚或有血凝块。

预防措施：选择引流管应质地软、壁薄、腔大、易弯曲而不塌陷，管腔内外应光滑；放置引流管部位应在体腔或腹腔最低部位；如评估患者腹腔引流液性质黏稠应采取双腔管以便冲洗。

4. 引流内口发生肠内疝环致肠梗阻、肠坏死

放置引流管的戳口过大或一个戳口放置 2 根以上引流管，腹腔内容物可进入内口或进入两根引流管之间空隙，形成内疝，导致肠梗阻或肠内大网膜坏死。

预防措施：一个戳孔放一根引流管；根据引流管的粗细戳孔，以引流管不受压为限；腹壁戳孔的内外口连线不要与腹壁垂直，引流管应呈一定角度"斜穿"进腹，可有效防止腹内疝的发生。

5. 引流管在腹腔内断裂

长时间放置，引流管老化弹性降低，如拔管时用力牵拉，极易折断。

预防方法：选择优质的引流管，引流管放置时间不宜过长；放置过程中引流管在腹腔内要取捷径，防止扭曲、成角或过长，这样拔管时可顺利；一旦断裂不要搬动患者，在引流口处扩大切口，旋转松动拔除残存引流管。

（六）注意事项

1. 引流管术后应妥善固定，是保证引流管通畅的有效措施。加强病房巡视，观察引流情况，避免扭曲、受压或折叠，特别是防止引流管脱出，定时挤捏引流管，防止阻塞。

2. 引流袋的固定高度一定要低于腹壁戳空的高度，防止引流液反流导致逆行感染。指导患者变换体位时，及时调整引流管的位置，避免牵拉甚至误拔引流管。

3. 严密观察并准确记录引流液的色、质、量，注意引流液的变化趋势，若引流量突然增多且为血性，要警惕腹腔内出血；若引流量突然减少，伴患者腹痛、发热时要警惕消化道的出现，及时告知医生并积极配合处理。

4. 及时引流袋的更换，通常采用抗反流引流袋连接于腹腔引流管，可有效降低逆行感染的发生率。引流袋每周更换一次，操作过程中要严格遵守无菌操作原则。

5. 保持引流管引流的有效性，患者的生命体征稳定后，采取半坐卧位，以利于引流液的顺利排出。

6. 腹腔引流管被动引流时容易被组织包裹或血凝块堵塞，所以一定要定时挤压，挤压时一手握住远端引流管 10 ~ 15cm 处，使引流管闭塞；另一手示指、中指、无名指、小指指腹及大鱼际肌肉用力挤压靠近腹腔段引流管；然后两手同时松开，如此反复操作，腹腔积液即自行排出。也可采用定期冲洗、注入空气或转动引流管等方法，以保证引流管不堵塞。

（七）健康宣教

1. 床上翻身、坐起等活动时注意保护引流管，避免打折、滑脱、曲折。

2. 下床活动时，引流管要低于膝关节，并保持密闭，注意摆动幅度不要过大。

3. 大便时，引流瓶要低于胸口平面，避免引流液反流。

4. 要注意保持引流管的通畅，外出检查及活动时，对于需要引流气体的患者，要保持引流管的通畅，应告知医护人员，绝不可以随意夹闭。

5. 加强营养，适当地增加蛋白质的摄入，如蛋、肉类、鱼类等。

6. 加强呼吸功能的锻炼，鼓励晨起有效地咳嗽及排痰。

（八）腹腔引流管操作流程

1	核对医嘱	双人核对医嘱和执行单，准确无误
2	评估解释	1. 评估患者的病情、意识、合作程度、生命体征及腹部体征情况。了解手术方式，管道留置的时间、长度、是否通畅，伤口敷料有无渗液，引流液的量、色、性质 2. 向患者解释引流管护理的目的，取得配合 3. 环境安全，光线充足，适于操作
3	准备用物	治疗车：安尔碘、无菌棉签、无菌手套 1 副、无菌纱布 2 块、无菌引流袋 1 个、防水垫 1 块、洗手液、弯盘、止血钳、胶带、安全别针、治疗盘、黄色垃圾桶、量筒
4	洗手戴口罩	洗手，戴口罩
5	再次核对	携用物至病房，核对患者姓名，做好解释

6	更换引流袋	1. 协助患者取半卧或平卧位
		2. 充分暴露引流管，将防水垫置于引流管下方，放置弯盘，戴手套
		3. 止血钳夹闭引流管近端，取出新引流袋备用
		4. 在无菌纱布的保护下分离引流袋和引流管
		5. 消毒棉签沿引流管内口由内向外消毒两遍
		6. 在新的无菌纱布的保护下将新的引流袋与引流管链接
		7. 取下止血钳，观察引流是否通畅
		8. 将换下引流袋中的引流液倒入量筒中，计量，引流袋弃于黄色垃圾桶，脱手套
7	固定	将引流管用胶带"S"形固定于皮肤，防止滑脱。连接管用安全别针固定于衣服或床单上
8	整理记录	整理用物，分类放置，洗手，正确记录引流液量、质、色
9	健康教育	告知患者下床活动或更换体位时勿拖拉硬拽

知识链接

腹腔引流管拔管指征

引流管拔除的时间，一般根据不同引流适应证及引流量决定。拔除过早，分泌物引流不充分，重新积聚；拔出过晚，感染机会增加，影响伤口愈合，甚至产生其他并发症。

1. 无菌手术的体腔渗血引流

一般体腔内，预防性引流物如渗出液（血）已停止或引流量少于 $30 \sim 50ml/d$，可于手术后 $24 \sim 48$ 小时内一次拔除。拔除时应先予以旋转、松动，使引流管与周围组织粘连分离，然后向外拔除。如有障碍，切不可用力猛拔以免断裂，可等待次日拔除，对内部有固定的引流物更须注意。如有数根引流管，则可分次取出。

2. 脓肿引流

在脓腔缩小，引流量显著减少，小于 $10ml/d$ 时，可采用更换细引流管或逐渐拔除，使伤口由肉芽组织所填充，防止皮肤层过早愈合。有时可用 X 线造影检查或通过 B 超、CT 或 MRI 观察脓腔是否消失，再决定引流管能否拔除。

3. 肝、胆、胰、十二指肠，泌尿系手术缝合处附近引流物，一般保留至术后 5～7 天，一切引流液停止始可拔除。

4. 胃十二指肠减压管

一般术后 2～5 天拔除，其拔管指征：①吸引量减少，无明显腹胀，夹管后无腹胀；②肠蠕动恢复，肠鸣音正常；③肛门有排气或排便。

5. 胆总管引流管

一般在术后 2～3 周拔除。拔除时应明确两点：①胆管内无感染；②胆总管远端畅通无阻。

胆总管拔管指征：①体温正常，黄疸消退，胆汁清亮，无絮状物及结石残渣，显微镜检无脓球。②胆汁引流量逐日减少，粪色正常。③引流管抬高，钳夹三天，无右上腹胀痛不适，无发热黄疸。④胆道造影：由引流管注入 12.5% 碘化钠溶液 20～60ml，X 线检查证明胆总管下端无阻塞，无结石存在。或 B 超检查 T 型管胆道镜检正常。拔管后，伤口以凡士林纱布覆盖换药，一周左右即可愈合。如手术仅限于胆总管探查或取石，术后 10 天左右便可拔除引流管，如胆道感染严重或肝胆管残留结石，引流时间应延长，并可经引流管胆道镜取石。对胆道狭窄或损伤成形修补术后之引流支撑管，须保留数周至数月之久。如需第二次手术，引流管不应拔除，以便手术时寻找胆总管。

参考文献

[1] 王文生，邢艳会. 护患沟通在护理工作中的应用 [J]. 中国当代护理，2009，16（7）：96-97.

[2] 陈水茹，高利云. 用 3M 软纱布外科胶带固定引流管 [J]. 护理研究，2005，19（10）：1995.

[3] 张希，唐美蓉. 经皮肝穿刺胆道内支架植入治疗恶性胆道梗阻术后并发症的护理 [J]. 中华护理杂志，2010，45（8）：693.

[4] 刘秋洁，蔡琳. 腹腔引流管的应用和护理 [J]. 黑龙江医学，2005，29（6）：465.

［5］杨国红，于立杰.1例腹外伤外置多根腹腔引流管的护理体会［J］.医学信息，2011，11（5）：2112 – 2113.

［6］唐招存，尹幸福.腹腔引流管不引流的防范及护理［J］.中国医药指南，2012，10（2）：266 – 267.

三、文氏引流管

（一）概念

底端放于文氏孔的一根腹腔引流管，将液体等从腹腔内引流到体外。

（二）目的

（1）引流出腹腔内渗液、渗血、胆汁、胰液等，避免渗液、血液积聚，而继发感染；

（2）观察术后是否有出血、文氏口瘘，减少对其周围组织的腐蚀和刺激；

（3）促使手术伤口缩小或闭合，保证伤口良好愈合；

（4）保持引流通畅。

（三）适应证

（1）手术止血不彻底，有可能继续渗血、渗液者。腹部伤口清创处理后，仍有残余感染者；

（2）肝、胆、胰手术后，有引流液从缝合处渗出和积聚时；

（3）减少并发症发生。

（四）禁忌证

（1）广泛腹膜粘连者；

（2）有肝性脑病先兆、包虫病及巨大卵巢囊肿者；

（3）大量腹水伴有严重电解质紊乱者禁忌大量放腹水；

（4）精神异常或不能配合者；

（5）妊娠。

（五）并发症及预防

1. 感染

因引流管道选用不当、留置时间过久或在引流管护理时无菌操作不严所致。

预防措施：引流管处皮肤每日消毒，随时更换潮湿敷料，严格遵守无菌操作流程。

2. 出血

多发生于术后、换药、换管和并发感染时。

预防措施：戳孔应避开大血管和腹壁下动脉；戳孔时出血应及时妥善止血。执行换药、换管等操作时注意动作轻柔，不要过度牵拉引流管。

3. 慢性窦道形成

由于引流不畅、反复感染、异物刺激、坏死组织或留有死腔、引流物放置时间过长而形成。

预防措施：选择引流管应质地软、壁薄、腔大、易弯曲而不塌陷，管腔内外应光滑；放置引流管部位应在体腔或腹腔最低部位；按时及时换药防止感染的发生，避免留置时间过长。

4. 引流管滑脱、阻塞和拔管困难

引流管滑脱主要因术中引流固定不牢，多在患者活动时脱出，血凝块、结石、稠厚的脓液、导管壁扭曲或折叠可导致引流管堵塞。拔管困难常见原因有留置时间较长，管壁与周围组织粘连或在体腔内手术时不慎将导管与组织缝合在一起。

预防措施：妥善固定不宜牵拉，防止患者翻身时拉出或误拔，躁动患者专人看护，加以适当约束，严密观察引流液的量、颜色及性质防止堵塞导管，适宜的缝线固定，避免拔管困难的发生。

5. 肠梗阻、肠坏死、肠穿孔等严重并发症

主要是因引流管压迫肠管引起。

预防措施：正确放置引流管，避免压迫。

（六）注意事项

1. 妥善固定引流管和引流袋，防止患者在变换体位时压迫、扭曲或因牵拉引流管而脱出，避免或减少因引流管的牵拉而引起疼痛。

2. 保持引流管引流通畅，用胶布或别针妥善固定，防止牵拉脱出，引流管不能受压，引流袋低于引流口 30cm 以上。

3. 保持引流通畅，每次观察时都需挤捏引流管，若发现引流量突然减少，患者感到腹胀伴发热，应检查引流管腔有无阻塞或引流管是否脱落。

4. 注意观察引流液的颜色、量、气味及有无残渣等，准确记录 24 小时引流量，并注意引流液的量及形状的变化，以判断患者病情变化。

5. 每周更换引流袋，更换前应先夹闭引流管，倾倒引流液，更换时应注意无菌操作，先消毒引流管口后再连接引流袋，更换时用 75% 乙醇棉球常规消毒接口，以免造成逆行感染。

6. 注意观察引流管周围皮肤有无红肿、皮肤损伤等情况。

7. 拔管时间一般根据患者情况，一般 24 小时之内少于 50ml 即可拔管，拔管时注意无菌操作，防止逆行感染，引流管拔出后适当按压周围皮肤，以排除皮下出血。

（七）健康教育指导

1. 床上翻身、坐起等活动时注意保护引流管，避免打折、滑脱、曲折。

2. 下床活动时，引流管要低于膝关节，并保持密闭，注意摆动幅度不要过大。

3. 大便时，引流瓶要低于胸口平面，避免引流液反流。

4. 要注意保持引流管的通畅，外出检查及活动时，对于需要引流气体的患者，要保持引流管的通畅，应告知医护人员，绝不可以随意夹闭。

5. 加强营养，适当地增加蛋白质的摄入，如蛋、肉类、鱼类等。

6. 加强呼吸功能的锻炼，鼓励晨起有效地咳嗽及排痰。

（八）文氏引流管操作流程

操作流程	实施要点
核对医嘱	双人核对医嘱和执行单，准确无误
评估解释	1. 评估患者的病情、意识、合作程度、生命体征及腹部体征情况
	2. 了解手术方式，管道留置的时间、长度、是否通畅，伤口敷料有无渗出液，引流液的量、色、性状
	3. 向患者解释引流管护理的目的，取得配合
	4. 环境准备安全、光线充足，适于操作

续表

操作流程	实施要点
准备用物	治疗车：安尔碘、无菌棉签、无菌手套1副、无菌纱布2块、无菌引流袋1个、防水垫1块、洗手液、口罩、弯盘、止血钳、胶带、安全别针、治疗盘、黄色垃圾桶、量筒
洗手戴口罩	洗手、戴口罩
再次核对	携用物至病房，核对患者姓名，做好解释
更换引流袋	1. 协助患者半卧位或平卧位 2. 充分暴露引流管，将防水垫置于引流管下方，放置弯盘、戴手套 3. 止血钳夹闭引流管近端，取出新引流袋备用 4. 在无菌纱布的保护下，分离引流袋与引流管 5. 消毒棉签沿引流管内口由内向外消毒两遍 6. 在无菌纱布的保护下，将新的引流袋与引流管连接 7. 取下止血钳，观察引流是否通畅 8. 将换下引流袋中的引流液倒入量筒里，计量 9. 引流袋弃于黄色垃圾桶，脱手套
固定	将引流管用胶布"S"形固定于皮肤，防止滑脱，连接管用安全别针固定于衣物或床单上
整理记录	1. 整理用物，分类放置 2. 洗手，正确记录引流液色、质、量

知识链接

文氏引流管护理原则

1. 妥善固定

（1）选择管径大小合适、软硬适度的导管，导管顶端应是圆滑无刺，不易刺伤周围组织。

（2）留置好引流管后，标识上注明引流管的名称及放置时间。

（3）引流管的固定应低于引流部位20~30cm，引流管的长度要适当，要留出余地以便翻身或在床上活动时调节。

（4）安置好引流管后，应向患者及家属说明安置引管的目的及注意事项。

（5）患者在搬移、翻身、排便、下床时应防止引流管脱出及污染，预防脱管不良事件发生。

2. 保持通畅

（1）防止引流管扭曲、移位、堵塞、脱落、受压。

（2）当引流管堵塞时，可用手快速挤捏引流管，立即通知医生。

3. 定时观察

（1）密切观察引流液的性质、颜色及量，并准确记录做好交班。

（2）引流液太少应注意管路是否弯曲、折叠或被堵塞，可以改变位置以解除阻塞。

（3）引流量过多应考虑患者伤口出现出血、感染、脂肪液化，应及时报告医生给予对症处理。

4. 预防感染

（1）置管期间保持置管周围皮肤清洁干燥，无渗出物、分泌物、无污染物，及时更换敷料。

（2）随时检查引流管的衔接处是否有漏液，观察局部皮肤的变化，有无液体外溢。

（3）保持引流系统的密闭性，重视体外管道的清洁，定期护理周围组织的同时随时保持体外管道的清洁，减少周围组织感染的机会。

（4）严格执行引流管的更换时间，以防止细菌通过管道而造成感染。

（5）防止逆行，引流袋被污染或引流袋漏应立即更换，更换引流袋时，应按照无菌操作的要求严格消毒接口处。

5. 根据病情拔管

（1）文氏引流管拔管时间一般视引流管量而定，一般拔管时间为24～48小时。

（2）置管时间一般不超过1周。拔管时应严格按照无菌操作流程，防止逆行感染，引流管拔出后适当按压引流管周围的皮肤，以排除皮下积血。

（3）拔管后密切观察引流管伤口处是否仍有液体渗出，保持伤口清洁、干燥，如有异常及时通知医生。

参考文献

［1］马文斌，尹崇高．外科护理学［M］．北京：化学工业出版社，2015．

［2］路潜．外科护理学［M］．北京：中国广播电视大学出版社，2015．

［3］张翠华，袁志勇．外科护理学［M］．北京：北京大学医学出版社，2014．

［4］叶志霞，皮红英，周兰殊．外科护理学［M］．上海：复旦大学出版社，2015．

［5］李树贞．现代护理学［M］．北京：人民军医出版社，2000．

［6］胡华琼，吴瑞勤，周梅荣，等．临床管道护理作业指导［M］．武汉：华中科技大学出版社，2014．

四、皮下引流管

（一）概念

皮下引流管是指依靠吸引力或重力从伤口皮下引出液体的行为、过程和办法。

（二）目的

（1）将缝合后皮下组织潜在腔隙中积聚的坏死组织、渗血渗液引出至体外；

（2）引流管的护理旨在保证引流的有效性；

（3）防止术后切口感染，促进伤口愈合。

（三）适应证

（1）腹部手术止血不彻底，有可能继续渗血、渗液者；

（2）腹腔或腹腔脏器积脓、积液切开后，放置引流管有利于排出积存于腹腔内的液体（包括血液、脓液、炎性渗液、胆汁、分泌液等），使伤口腔隙逐渐缩小而愈合，减少并发症发生；

（3）腹部伤口清创处理后，仍有残余感染者。

（四）禁忌证

（1）广泛腹膜粘连者；

（2）精神异常或不能配合者；

（3）妊娠。

（五）并发症及预防

1. 感染

可因引流管道选用不当、留置时间过久或在引流管护理时无菌操作不严所致；开放式引流是利用腹腔内外压力差、虹吸作用、胃肠蠕动挤压作用来引流腹腔内积液，引流的两端为双向开放式通道，易引起逆行感染。

预防措施：尽量采用闭式负压引流；腹外引流管及戳口处皮肤每日消毒，随时更换潮湿敷料，严格遵守无菌操作流程。

2. 引流口出血

戳口处如损伤皮下或肌层内血管可导致出血。

预防措施：腹壁戳孔应在腹直肌外侧，避开大血管和腹壁下动脉；戳孔时出血应及时妥善止血。

3. 引流管堵塞或引流不畅

堵塞和引流不畅的原因很多，负压吸引压力太高，将引流管周围大网膜等组织吸入侧孔内；未根据引流液的性质选择引流管的种类和直径；引流液稠厚或有血凝块。

预防措施：选择引流管应质地软、壁薄、腔大、易弯曲而不塌陷，管腔内外应光滑；放置引流管部位应在体腔或腹腔最低部位；如果患者腹腔引流液性质黏稠应采取双腔管以便冲洗。

4. 引流管滑脱、阻塞和拔管困难

因术中引流管固定不牢，多在患者活动时脱出，一般需再次插管，否则可造成严重后果；管腔内有脓块、血凝块、异物等可引起引流管阻塞；若固定缝线过紧，留管时间较长，可引起拔管困难。

预防措施：妥善固定不宜牵拉，防止患者翻身时拉出或误拔，躁

动患者专人看护，加以适当约束，严密观察引流液的量、颜色及性质，防止堵塞导管，适宜的缝线固定，避免拔管困难的发生。

5. 引流管断裂

长时间放置，引流管老化弹性降低，如拔管时用力牵拉，极易折断。

预防方法：选择优质的引流管，引流管放置时间不宜过长；放置过程中引流管要防止扭曲、成角或过长，这样拔管时可顺利；一旦断裂不要搬动患者，在引流口处扩大切口，并拔除残存引流管。

（六）注意事项

1. 严格无菌操作，保持引流袋位置低于引流部位，引流袋可 1 周更换 1~2 次（引流液有性状、颜色改变的需每日更换）。

2. 保持引流管管道通畅，随时注意观察，不要受压和扭曲，折转成角，以免影响引流。还要注意引流管的固定，避免移位、脱出。

3. 应用引流管时，要注意引流瓶的位置不能高于患者插管口的平面。搬动患者时，应先夹住引流管；引流液超过瓶体一半时，即应倾倒，以防因液面过高所致的逆流污染。

4. 注意保持各种引流管与伤口或黏膜接触部位的洁净，以防感染。

5. 做好引流颜色、性状及量的记录，并及时报告医生。

（七）健康教育

1. 对于意识清楚的患者，置管前向患者解释置管的目的、作用、所带来的不适及自行拔管的危害。

2. 告知患者拔管的时机，消除其紧张、恐惧心理，取得患者合作。

3. 对于无法言语的患者，运用文字、图表、手势等沟通卡片。

4. 告知患者活动时的注意事项，以免不慎管道滑脱。

5. 对于保护性约束患者，要详细向患者及家属解释约束的目的，以取得理解及合作。

（八）皮下引流操作流程

操作流程	实施要点
评估	1. 核对、确认患者，并做自我介绍 2. 解释皮下引流的目的，指导配合方法 3. 评估患者病情，询问患者身体状况，了解患者局部皮肤情况等
术前准备	病房保持整洁、安静、安全、舒适，符合治疗要求 设备及器材准备：经皮穿刺引流术需要有超声、电视透视、CT、MRI 或 DSA 等影像导向设备，多数引流只需其中一种设备，有时则需联合运用（如 USG 与 CT 或透视）。选择适当的穿刺针具与引流管
患者准备	①术前检测血、尿、便常规，出、凝血时间；必要时查凝血酶原时间，肝、肾、心功能，碘过敏试验 ②与患者家属谈话说明治疗过程及可能出现的并发症，取得配合并签字 ③术前禁食 2~4 小时，术前 30 分钟内注射镇静药 ④由医师仔细分析临床、超声或 CT、MRI 等影像学资料，确定最佳穿刺引流途径
用物准备	①穿刺针，常用 17~23G 的各型穿刺针与套管针 ②导丝，所用导丝主要采用血管造影用的普通导丝和超滑导丝两种 ③扩张器，临床多选用 7~14F，其质地软硬韧 ④引流导管，常用引流管为 7~14F 引流管，其进入引流区的一段应有多个侧孔，头端多为猪尾状以防滑脱 ⑤固定器械，为了固定引流导管，常用丝线将导管与皮肤缝合固定 ⑥药物
穿刺及引流通道的设计	①选择穿刺途径应尽量避开占位性病变、生理管腔（如血管、胆管）和邻近脏器，必要时口服造影剂后做确认脓肿与胃肠道的位置关系 ②先在皮肤做好穿刺点标记，消毒铺巾，穿刺点局麻

知识链接

皮下引流管护理原则

1. 妥善固定

（1）选择管径大小合适、软硬适度的导管，导管顶端应是圆滑无刺激、不易刺伤周围组织。

（2）留置好引流管后，标识上注明引流管的名称及放置时间。

（3）引流管的固定应低于引流部位 20~30cm，引流管的长度要适当，要留出余地以便翻身或在床上活动时调节。

（4）安置好引流管后，应向患者及家属说明安置引管的目的及注意事项。

（5）患者在搬移、翻身、排便、下床时应防止引流管脱出及污染，预防脱管不良事件发生。

2. 保持通畅

（1）防止引流管扭曲、移位、堵塞、脱落、受压。

（2）当引流管堵塞时，可用手快速挤捏引流管，立即通知医生。

3. 定时观察

（1）密切观察引流液的性质、颜色及量，并准确记录做好交班。

（2）术后一般引流液为血性液体，24 小时后引流液一般在 10 ~ 20ml，引流液为稀薄的暗红色液体。

（3）引流液太少应注意管路是否弯曲、折叠或被堵塞，可以改变位置以解除阻塞。

（4）引流量过多应考虑患者伤口出现出血、感染、脂肪液化，应及时报告医生给予对症处理。

4. 预防感染

（1）置管期间保持置管周围皮肤清洁干燥，无渗出物、分泌物、污染物，及时更换敷料。

（2）随时检查引流管的衔接处是否有漏液，观察局部皮肤的变化，有无液体外溢。

（3）保持引流系统的密闭性，重视体外管道的清洁，定期护理周围组织的同时随时保持体外管道的清洁，减少周围组织感染的机会。

（4）严格执行引流管的更换时间，以防止细菌通过管道而造成感染。

（5）防止逆行，引流袋被污染或引流袋漏应立即更换，更换引流袋时，应按照无菌操作的要求严格消毒接口处。

5. 根据病情拔管

（1）皮下引流管拔管时间一般视引流管量而定，一般拔管时间为 24 ~ 48 小时。

（2）置管时间一般不超过 1 周。拔管时应严格按照无菌操作流程，防止逆行感染，引流管拔出后适当按压引流管周围的皮肤，以排除皮下积血。

（3）拔管后密切观察引流管伤口处是否仍有液体渗出，保持伤口清洁、干燥，如有异常及时通知医生。

参考文献

［1］李兵社，王世选.25例化脓坏疽穿孔性阑尾炎术后皮下引流的体会［J］.临床医药实践，2009，18（7）：557－560.

［2］冯士军，王志刚，石瑞成.皮下引流在预防颅骨修补术后并发症的效果分析［J］.包头医学院学报 2014，30（6）：78－79.

第二节　神经外科管道护理

一、脑室引流管

（一）概念

脑室引流管是经过颅骨钻孔或锥孔穿刺脑室，放置引流管，将脑脊液引流至体外。

（二）目的

（1）抢救因脑脊液循环受阻所致的颅内高压危机状态，如枕骨大孔疝；

（2）进行脑室系统检查，以明确诊断和方位；

（3）脑室内手术后安放引流管，引流血性脑脊液，以减少脑膜刺激征及蛛网膜刺激症状及蛛网膜粘连，术后早期还可以控制颅内压的症状；

（4）颅内感染患者经脑室引流管注药冲洗，消除颅内感染等；

（5）颅内肿瘤合并颅内高压症状患者，术前可行脑室引流术，以降低颅内压，防止开颅术中颅内压骤然降低而引发脑疝。

（三）适应证

（1）因脑积水引起严重颅内压增高的患者，病情危重甚至发生脑疝或昏迷时，先采用脑室穿刺引流，作为紧急减压抢救措施，为进一步检查治疗创造条件；

（2）脑室内有出血的患者，经脑室引流出血性脑脊液可减轻脑室反应及防止脑室系统阻塞；

（3）开颅术中为降低颅内压，有利于改善手术区的显露；

（4）向脑室内注入阳性对比剂或气体做脑室造影；

（5）引流炎性脑脊液，或向脑室内注入抗生素治疗室管膜炎；

（6）作脑脊液分流手术，放置各种引流管。

（四）禁忌证

（1）硬脑膜下积脓或脑脓肿患者，脑室穿刺可使感染向脑内扩散，且有脓肿破入脑室的危险；

（2）脑血管畸形，特别是巨大、高流量型或位于侧脑室附近的血管畸形患者，脑室穿刺即可引起出血；

（3）弥散性脑水肿或脑水肿，脑室受压缩小者，穿刺困难，引流也很难奏效；

（4）严重颅内高压，视力低于0.1者，穿刺需谨慎，因突然减压有失明危险。

（五）并发症及预防

1. 颅内出血

发生原因：①穿刺不力，穿刺针固定不牢在颅内活动引起脑组织脉络丛血管损伤而导致脑室内出血。②因颅内压降得过低，脑组织塌陷，使桥静脉撕裂，造成硬膜下血肿。

预防措施：①引流管位置要妥善固定，预防脱落，对儿童及躁动患者应加强头部及引流系统的固定和保护，防治坠床；变换体位时，头部和引流管的方向保持一致，以免引起脑组织和血管损伤而出血。②做好颅内压监护，预防低颅压，观察脑脊液的颜色和量，若出现大量鲜红色脑脊液，可能为脑室出血，应保持引流管通畅，必要时用止血药；同时要特别注意观察患者的神志变化，防止有大量出血形成血肿，引起脑疝，必要时立即复查 CT 并做好清除血肿的准备。

2. 脑疝

发生原因：引流袋位置过低或变化体位时，接头脱落，使脑脊液流出过多、过快，颅内压力突然降低，引起脑脊液动力浮上的巨大变化，使脑干上移而发生小脑疝；也可因引流不畅，高颅压得不到纠正，而发生枕骨打孔疝。

预防措施：①调节引流袋的高度，使颅内压逐渐下降到正常水平，第 1 天应保持颅内压不低于原高压水平的 30% ~ 50%，以后逐渐降至 100 ~ 150mmH$_2$O，一般引流袋波动柱上口距脑室水平的高度应在 20cm 左右。②更换引流袋和调节引流袋高度时，应避免大幅度升降。③保持引流管通畅，勿使引流管受压、曲折，观察引流管是否通畅，可按下列方法：有无自流现象；脉搏性波动随着脉搏的跳动，液面可上下波动 2mm 左右，呼吸性波动每 3 ~ 4 秒一次；将引流袋放低，看是否有脑积液流出，再将引流袋提高，液面将恢复原位；捏一下引流管，将波动柱内的脑积液引出后，看波动柱内的液面是否恢复原位，如引流管不畅，而外接管正常，可能是颅内部分阻塞或脱出脑室，立即通知医生。

3. 局部或颅内感染

局部或颅内感染很少发生，其原因：①因操作中无菌观念不强，穿刺器械及引流装置消毒不严，穿刺部位有炎症或感染；②引流时间过长。

预防措施：①保持病室内清洁，定时消毒，最后将患者安置在单人间。②进行各种操作时应严格遵守无菌操作要求，整个引流系统应保持密闭和无菌，不可任意拆卸或在引流袋上穿刺，引流袋每天更换一次。③预防脑脊液倒流，更换引流袋时应先夹紧引流管，引流袋应悬挂于床头，不可过高或过低，引流不畅时，及时查清原因并通知医生。④引流管周围敷料应保持干燥无菌，如敷料被湿透，应查明原因及时更换。⑤引流期间引用抗生素预防感染，引流时间不宜过长，一般为 5 ~ 7 天，如引流超期应更换穿刺部位。⑥严密观察患者一般情况及神经系统变化，观察脑脊液的颜色和量，注意脑脊液有无浑浊、沉淀、颈项强直、脑膜刺激征等颅内感染征象时，及时通知医生，联合应用大剂量抗生素治疗，患者高热时，给予药物或物理降温，寒战时给予保温（预防烫伤），此时患者消耗大，应给予高营养、高热量、易于消化饮食，抽搐时应用抗癫痫药物。

（六）注意事项

（1）保持脑室引流通畅，缓慢持续引流脑脊液。引流管最高处距侧脑室距离为 15～20cm，引流管不可受压、扭曲、折叠，翻身或搬运患者等护理操作时，防止引流管牵拉、脱出；引流管无脑脊液流出时，应查明原因，不可强行冲洗，否则可能导致脑血栓、感染的发生。

（2）防止引流过量、过快而导致低颅压性头痛、呕吐。同时颅内压较高情况下骤然减压，可导致硬膜外或硬膜下血肿。

（3）脑室引流不畅时，先放低引流袋看是否有脑脊液流出，必要时可在无菌条件下向外抽吸；如为引流管阻塞，则重新更换引流管。

（4）穿刺部位敷料干燥，伤口敷料引流管每日更换；保持引流系统的密闭性，防止逆行感染。

（5）密切观察意识、瞳孔、生命体征及脑脊液引流量、性状。正常脑脊液无色透明、无沉淀，术后 1～2 日内略带血性。

①若术后脑脊液颜色加深、血性，提示有脑室内出血，应通知医生行止血处理。

②脑脊液浑浊，呈毛玻璃状或有絮状物，提示发生感染。

③引流的脑脊液量多时应注意及时补充水、电解质。

（6）及时拔管持续引流一般不超过 1 周，开颅术后脑室引流 3～4 日拔管。拔管前 1 日，夹闭引流管，并观察患者有无头痛、呕吐等症状，以便了解是否有再次颅内压升高。拔管后切口如有脑脊液漏应通知医生及时缝合，以免引起感染。

（七）健康教育

1. 告知患者及家属脑室引流管的意义。

2. 告知患者及家属留置脑室引流管期间安全防范措施，如：不能随意移动引流袋位置，保持伤口敷料清洁，不可抓挠伤口等。

（八）脑室引流管操作流程

操作流程	操作步骤	要点说明
评估解释	评估环境（安静、整洁、舒适、安全）→携病历至病床核对患者床号、姓名等→观察患者引流管是否通畅	
用物准备	准备用物→洗手→戴口罩 在治疗室按无菌方法打开换药盘，将碘伏倒在换药盘内的棉球上	检查棉签、纱布等时要注意检查包装、有效期、质量（无漏气）
安置体位	携用物至患者床旁→再次核对患者床号、姓名→协助患者取合适体位	
更换导管	将一次性治疗巾垫于患者引流管下方，暴露引流管及腹部→用止血钳夹闭引流管近端适宜处→打开一次引流袋并将其悬挂于已测量的高度（或与原高度一致），一般应高于脑平面 10～20cm，以维持正常颅内压→打开换药盘于治疗巾上→戴好无菌手套→取无菌纱布包裹住引流管的连接处→一手捏住引流管，一手捏住引流袋自接口处分离→上提引流袋前段使液体流入引流袋内→取碘伏棉球以螺旋方式消毒引流管口周围→使一次性无菌脑室引流装置呈负压状态，与脑室引流管连接→松开止血钳→观察引流液是否引流通畅→撤去治疗巾，脱手套→在引流袋上写明更换日期及时间	注意引流袋高度不能随意调动及移动 保持伤口敷料清洁、干燥、不可抓挠伤口
整理记录	收拾用物，整理床单位→告知患者注意事项→消毒液喷手，推治疗车回治疗室→收拾用物（医疗垃圾、生活垃圾分类放置，由院感科统一回收处理，消毒液擦拭治疗车、治疗盘，治疗盘反扣晾干备用）→洗手→取口罩→记录患者引流液的颜色、形状、量	告知患者注意保持引流管的通畅，翻身时防止打折、弯曲、滑脱、受压

知识链接

脑室引流管的护理

1. 术前常规备皮，除紧急情况外，术前需禁食 6 小时，术前半小时肌内注射苯巴比妥 0.1g。

2. 脑室引流袋的固定

术后早期，引流袋先置于颅骨钻孔水平，后期再放置于床头的下面,引流管的最高点仍应高于脑室 15～20cm。保持颅内压在 200～250mmH$_2$O。防止过度引流,颅内压骤降引起硬膜下血肿。

3. 密切观察患者的意识、四肢活动、瞳孔对光反射变化及生命体征,有无剧烈头痛、频繁呕吐,以判断颅内压情况。

4. 观察引流装置

(1) 患者头部活动应适当受限,保持引流管通畅,无扭曲、打折、脱出。

(2) 控制脑脊液引流量,以每日不超过 500ml 为宜。如有颅内感染,引流量可相应增加,但应该注意水、电解质平衡。

(3) 观察脑脊液的性质、颜色。如脑脊液中有大量鲜血,或血性脑脊液由浅变深,提示有脑室内出血。如引流液由清亮变浑浊,伴体温升高,可能发生颅内感染,及时报告医生。

(4) 每日定时更换引流袋,并记录 24 小时引流量。

参考文献

[1] 陈志平,邓健祥,张准,等. 大剂量尿激酶联合地塞米松在脑室出血中的临床应用研究 [J]. 岭南急诊医学杂志, 2012, 17 (2): 109－110.

[2] 冯兴慧,王达,王巍. 侧脑室外引流兼尿激酶灌注法治疗脑室出血 [J]. 中国伤残医学, 2012, 20 (12): 75－76.

[3] 田冬梅,何燕,陈贵海. 以脑室出血起病的结核性脑膜炎一例 [J]. 中华临床医师杂志 (电子版), 2012, 6 (7): 1975－1976.

[4] 刘巧艳,杨睿,韩鹏勃. 药物治疗蛛网膜下腔合并脑室出血成功 1 例报道 [J]. 中国临床研究, 2012 (08).

[5] 管义祥,李军. Ommaya 储液囊在脑室出血外引流中的应用 [J]. 交通医学, 2012, 26 (6): 624－625.

[6] 康建华. 脑室外引流术在脑室出血治疗中的应用价值分析 [J]. 中国医疗前沿, 2013, 8 (11): 72.

[7] 陈冰,崔玉光,王浩然. 不同腰大池引流治疗脑室出血的临床观察 [J]. 山东医药, 2013, 53 (33): 30－31.

[8] 韦廷求. 微创铸型侧脑室穿刺引流结合腰穿脑脊液置换治疗脑室出血临床观察 [J]. 微创医学，2012，7（2）：128－130.

[9] 付禹尧，顾应江. 脑室出血的研究进展 [J]. 国际神经病学神经外科学杂志，2013，40（Z1）：439－442.

[10] 宋言文，邵亚. 脑室引流综合治疗脑室出血体会 [J]. 中国社区医师，2014，（16）.

二、脑室腹腔（V－P）管

（一）概念

脑室腹腔（V－P）管是将脑室内积存的脑脊液引导到腹腔吸收，使脑脊液的分泌和吸收得到平衡，从而达到治疗的目的。

（二）目的

脑室腹腔（V－P）管可另建脑脊液循环通路，对脑脊液进行分流改道，将超过正常脑室量的脑脊液引流至腹腔等体腔内，以降低颅内压，是防止脑萎缩的一种重要方法。

（三）适应证

适用于各种类型的脑积水患者，包括梗阻性脑积水、交通性脑积水和正常颅内压脑积水。

（四）禁忌证

（1）颅内感染不能用抗生素控制者；

（2）脑脊液蛋白过高，超过50mg/L或有新鲜出血者；

（3）腹腔有炎症或腹水者；

（4）颈胸部皮肤有感染者。

（五）并发症及预防

1. 分流系统阻塞

分流系统阻塞是最为常见的并发症，最常见于术后6个月，脑室端的阻塞大多由于脑室管被脉络包裹、管过长刺入脑室壁或穿通至对侧脑室。腹腔端的阻塞是由于腹腔管扭曲、管端开口被大网膜包裹或形成假性囊肿。

预防措施：密切观察患者术后的病情变化，如术后意识清醒的患者，突然出现头痛加剧、恶心、呕吐、意识障碍或瞳孔及生命体征的变化，应提防引流管不通。如按压分流泵无效，应及时汇报医生处理。

2. 感染

颅内感染是分流手术最主要的并发症之一，感染可造成患者的智力损害，脑室内形成分隔腔，甚至死亡。依据受累部位将感染分为伤口感染、脑膜炎、腹膜炎、分流管感染。一般认为是术野皮肤感染或细菌穿过肠壁污染分流管导致颅内逆行性感染。除此之外，分流管皮下途径较长，切口较多，增加了局部感染的概率，可能引起腹膜炎、膈下脓肿、腹腔脓肿。

预防措施：术后应严密监测体温变化，进行生化检查。观察患者伤口渗血渗液情况及腹痛、腹膜刺激征。严格无菌操作，发现敷料污染脱落后及时消毒更换；发现切口红肿、压痛等感染症状时，及时报告医生。术后应用抗生素，预防切口感染。

3. 分流过度或不足

分流管选择不当、分流装置设计不合理是主要原因。超量引流可致颅内低压，导致硬膜下积液、出血。分流压力不足，患者术后或症状无改善，主要原因是使用分流管阀门压力不适当导致脑脊液排出不畅。

预防措施：术前行腰穿测定颅内压，根据压力选择分流管。可给予患者头低位，缓解低颅压性头痛，必要时调节分流管压力。

4. 裂隙脑室综合征

发生率为 0.9% ~55%，可发生在交通性和非交通性脑积水术后，是分流术后多年出现颅内压增高症状，由脑脊液长期过度引流所致。

预防措施：①合理选择分流管类型；②对于小儿脑积水，脑室 - 腹腔术需慎重。

5. 癫痫

癫痫是因脑室腹腔分流术脑室穿刺而造成皮质损伤所致，3 ~8 周发病率为 3.3%，9 ~52 周发病率为 1.7%，1 ~2 年发病率为 2.2%，2 ~3 年发病及 3 年以上发病率为 1.1%。

预防措施：术后患者如进食需遵医嘱按时口服抗癫痫药物，床旁常规备牙垫，注意观察患者癫痫先兆；并向患者及家属讲解癫痫注意事项及发作时的紧急处理，以防患者出院后发生癫痫。

（六）注意事项

1. 术前注意心理护理，护理人员要亲切、热情、耐心地照顾患者，了解其病情及家庭和社会环境，同家属进行交流，做好解释工作。操作应熟练规范，给家属以信任感，对担心手术失败者要介绍手术原理、方法、手术的可靠性及同类手术患者信息介绍，稳定家属情绪积极配合治疗。

2. 完善术前检查，控制感染，遵医嘱抽血、配血、解释各项检查的必要性，准确安全地给予抗生素。术前1天晚剃头，术晨再剃头1次并用消毒巾包扎，特别注意颈部和脐周的皮肤清洁。

3. 术后严密观察患者生命体征、瞳孔、意识状态。如果出现头晕、头痛、恶心、呕吐等症状应立即通知医生，遵医嘱给予20%甘露醇250ml快速输入，以达到脱水降低颅内压力的效果，同时密切观察患者意识状态的改变，警惕颅内血肿及预防脑疝的发生。

4. 术后采取去枕平卧6小时，患者清醒后可取平卧和半卧位并观察不同体位的病情变化。

5. 严防并发症的发生：①腹痛、腹胀的观察：观察患者有无腹痛、腹胀等不适症状。如果腹痛、腹胀出现在术后8小时内，可能与脑脊液对腹膜刺激有关，可给予腹部热敷促进脑脊液的吸收，并向患者耐心解释原因，给予心理安慰。②饮食：术后禁饮食，有肠鸣音、排气后给予流质饮食，逐步过渡到半流食、普食。③头腹部伤口情况：观察头部及腹部伤口有无渗液，分流管表面皮肤有无破溃、过敏现象。头部垫软枕，防止分流泵周围皮肤发生压疮。

6. 术后注意分流管的护理，临床工作中应注意观察分流管的通畅情况，术后1~3天应定时按压分流泵1~3次，每次按压10~15下，按压时力度要均匀，压力不能过大，防止分流管阻塞，按压分流泵时无阻力说明分流管通畅，如按压分流泵有阻力应立即报告医生。

7. 术后为患者提供清洁、安静、安全、舒适的病房，温度保持在18~21℃，湿度55%为宜。

（七）健康教育

1. 定时按压分流管单向阀，观察压下及弹起是否灵敏以检查分流管工作是否正常。

2. 注意掩埋分流管部位的皮肤有无红肿、瘀黑，尽量避免压迫、摩擦此处皮肤，洗头洗澡时应加注意，严防皮肤抓伤。

3. 出院时应嘱定期复查，3 个月内应每月复查 1 次，6 个月内每 2 个月复查 1 次，1 年内每 3 个月复查 1 次，如出现嗜睡、头痛、呕吐、胃肠道反应、发热等症状应及时就诊。

（八）脑室腹腔引流管手术操作流程

操作流程	实施要点
麻醉方式	全身麻醉＋气管插管
手术体位	仰卧位，头偏向左侧，头圈固定，右肩下垫一小沙袋，双眼涂金霉素眼膏，覆盖眼贴膜
手术物品准备	器械包，辅料包，手术衣，双极电凝，骨蜡，脑棉，明胶海绵，钝头皮下隧道通条，分流管一套
手术步骤及配合	1. 作右额发际内小马蹄切口，颅内转孔。切开皮肤、肌层和骨膜，剥离骨膜暴露骨窗，递纱布按于切口两侧，大号圆刀逐层切口，双极电凝止血；递骨膜剥离器剥离骨膜，乳突拉钩牵开周围组织颅骨转孔，递快速颅骨转孔，生理盐水冲洗，剥离子清除骨屑，骨蜡填塞止血。 2. 切开脑膜，行侧脑室前角穿刺并置入脑室引流管，送入 2cm 后固定于骨膜上。递尖刀十字形切开脑膜，双极电凝止血，递带有脑芯的脑室导管穿刺，拔出导芯有脑脊液喷出，证实进入脑室；递小圆针将导管固定于骨膜上，导管末端留 2cm，脑室引流管阀门的连接递阀门，将其近端与侧脑室导管末端连接。远端与腹腔导管连接 3. 腹部剑突下正中切口打开腹膜 4. 打通皮下隧道，通条远端从隧道口拉出安装冲洗囊，检查装置是否通畅递钝头皮下隧道通条，用 7 号丝线将腹腔导管远端扎于通条末端，穿过颈、胸至腹腔；递穿刺冲洗囊接于阀门上，按阀门装置上的冲洗囊可见腹腔远开口有脑脊液滴出，证实引流装置通畅 5. 导管腹腔端的安放和固定递长镊协助，将腹腔端放入肝膈面或游离于腹腔内，递小圆针将其缝于腹膜上 6. 关闭腹腔及头部切口

知识链接

小儿脑室腹腔（V－P）引流管

1. 观察要点

定时测生命体征术后早期严密观察囟门张力大小，即前囟是否扩大，分流管的流量是否合理。若分流过度，患者会出现体位性头痛，立位时加重，卧位时头痛减轻；若分流不足，患儿症状不缓解。由于患儿不会说话常以挠抓头部、摇头、哭闹表示头部不舒服，认真观察，耐心倾听家长叙述，根据患儿的病情调整合适的体位，指导家属不要大幅度地翻身和抱起患儿。

2. 预防感染的发生

感染是脑室腹腔分流术后最严重的并发症，护理过程中应注意以下几点：①尽量减少探视。②婴幼儿进行分流术时分流管及分流泵将皮肤隆起和皮下隧道过浅，导管长期与表皮摩擦，受压可使皮肤发生坏死，感染导管外露。分流管皮下途经长、切口较多，避免患儿挠抓切口，污染敷料，必要时适当约束患儿肢体以防挠抓伤口而致并发症的发生。术后应遵医嘱按时、准确使用抗生素，定时更换卧位，必要时适当约束患儿肢体以防挠抓伤口而致并发症的发生。③定时测量生命体征，观察腹痛、腹胀、腹膜刺激征及肠鸣音、排便、排气等变化。保持敷料的清洁、干燥，污染、潮湿立即更换，保持床单元的清洁干燥，预防感染的发生。

参考文献

［1］白斌. 脑室－腹腔分流术中腹腔镜应用的临床分析［J］. 中国医疗前沿，2012，7（12）：52.

［2］陈登奎，庄进学，薛峰，等. 脑积水脑室－腹腔分流术后并发症与处理［J］. 中国微侵袭神经外科杂志，2013，18（12）：558－559.

［3］许常林. 脑室－腹腔分流术后腹腔内管道突入胸腔1例报告［J］. 中华神经外科疾病研究杂志，2012，11（1）：79－80.

［4］吴春明，曲振运，董安石，等. 大鼠脑积水及其分流模型建

立［J］. 大连医科大学学报，2013，35（4）：316 - 319.

［5］魏德胜，莫祖娥，刘洋，等. 脑室 - 腹腔分流管临时阻断术应用于神经外科的临床研究［J］. 现代中西医结合杂志，2013：22（28）：3144 - 3145.

［6］郁明惠，侯红波，李新. 可调压与非可调压分流管治疗脑积水的临床比较［J］. 南通大学学报（医学版），2012，32（5）：418 - 420.

［7］吴勇，熊建平，郭文才，刘艳辉. 脑室 - 腹腔分流术后并发症探讨［J］. 华西医学，2012，27（1）：83 - 84.

［8］李冰，申明峰，姚宏伟. 脑积水手术效果及脑室 - 腹腔分流管的选择探讨［J］. 中外医疗，2013，（29）：60 - 61.

［9］肖益安，罗湘辉，何佳宏，等. V - P 术后并发症成因探讨及防治［J］. 中国医学工程，2013，21（5）：166 - 167.

［10］衣服新，白敬洋，马俊，常锐. 腹腔镜辅助下脑室腹腔分流术治疗脑积水的临床研究［J］. 重庆医学，2012，41（13）：1270 - 1271.

三、硬膜下引流管

（一）概念

硬膜外引流管为预防开颅术后产生的硬膜外血肿，常规置入直径 2mm 引流管于硬膜外，于颅骨内板相贴。硬膜外引流管用于引流组织液、血液及血性分泌物的同时也引流出部分脑脊液。

（二）目的

（1）硬膜外引流管为预防开颅术后产生的硬膜外血肿，常规置入直径 2mm 引流管于硬膜外，于颅骨内板相贴；

（2）硬膜外引流管用于引流组织液、血液及血性分泌物的同时也引流出部分脑脊液。

（三）适应证

慢性硬膜下积液或血肿。

（四）禁忌证

1. 凝血功能障碍或血小板减少；

2. 穿刺部位有感染；

3. 蛛网膜下隙出血怀疑动脉瘤；

4. 中线过度偏移；

5. 脑脓肿患者；

6. 弥漫性脑肿胀或脑水肿严重。

（五）并发症及预防

1. 继发性颅内血肿

继发性颅内血肿包括硬膜外血肿、硬膜下血肿、脑内血肿。

预防措施：每小时监测患者生命体征，观察意识、瞳孔。注意瞳孔变化是观察颅内血肿患者的重要客观体征之一。高血压患者，术后保持血压稳定，术后血压过高是术后再出血的主要因素之一。注意患者主诉，当患者术后有较重的头痛、恶心、呕吐、躁动不安、颅内压升高表现时，马上报告医生检查头部 CT 以便及时发现颅内再出血，尤其在术后 24 小时内每小时连续观察并前后对比。

2. 颅内感染

严格管理引流管，保证引流管接口牢固，避免引流液反流。

预防措施：头部垫清洁治疗巾，术后观察体温变化。严格管理引流管，保证引流管接口牢固，避免引流液反流。术后约束肢体，严格无菌操作，观察术后切口有无脑脊液漏。

3. 颅内积气

颅骨钻孔引流术后会形成颅内积气，是由于血肿引流后颅内压下降，受压的脑组织尚未复位时空气进入血肿腔所致，一般不做特殊处理，2~3 周后多能自行吸收。

预防措施：①术野置引流管时，引流管应略高于手术野；②术后脑室引流时，引流管的高度应在侧脑室水平 15－18cm；③更换引流管时，宜夹闭引流管近端。

（六）注意事项

1. 引流管固定，头位引流管固定处近段应留有一定长度以防止患者头部活动时即被拔出，固定点应在患者头顶上方的床面上，不能太紧，以轻拔即能分离为妥，即便患者突然抬头也不会因固定太紧造成引流管从切口内被拔出。

2. 引流袋应放置于床下悬挂，不能高于头部以免发生反流，脑室引流袋一般放置于床旁平头位置，以防发生虹吸现象。

3. 观察患者神志情况，躁动患者容易发生自伤及伤害家属、医务人员等不安全行为，或造成各种意外拔管，如需要应及时加束缚带控制。意识清醒、血压平稳者，宜采用头部抬高 15°～30°，斜坡卧位，避免头部过屈或过低，避免颈静脉扭曲，以利静脉回流，降低颅内压，有效预防术后颅内血肿的发生。

4. 观察引流液，硬膜外、下引流管中一般为血性液，混有生理盐水或脑脊液，引流久置可见分层：上面为脑脊液，下面为红细胞。如观察到引流管中脑脊液成分占多数，或分层现象，需要重新拔开引流管接头，以防止出现虹吸现象，或适当抬高引流管位置。

5. 脑室引流管中一般为生理盐水或脑脊液或混有极少量血性液体。通过引流管引流可了解颅内压及颅内出血情况，如引流管中突然出现完全血性液或暗红血性液应注意观察血压及瞳孔情况，以确定是否为再出血及颅内高压情况出现，必要时及时复查 CT，以及时确定是否出现病情变化。

6. 观察引流速度及通畅情况，脑室引流需保持在 150～200mm 高度，接抗虹吸管引流注意引流管中脑脊液波动情况。引流不宜过快。患者需要搬动时，一般需排空引流袋并记录，夹闭引流管将引流袋放置胸前。

7. 引流过程中如有大量血性液短时间内流出，首先要考虑再出血问题；大量脑脊液短时间流出，应首先考虑虹吸现象；有血块存在或引流速度慢管腔中形成血块，可能造成引流速度过慢或不通，及时报告医生并做好记录。

8. 引流管的拔除时间不超过 48 小时，视引流情况或早或稍迟。拔管前 1 天应夹闭引流管观察颅内压情况，夹管后患者无头痛、呕吐等颅内压增高症状，呈正常耐受即可通知医生拔管。拔管后要严密观察生命体征、神志和瞳孔，并需注意引流口敷料是否干燥，如脑脊液漏致敷料湿，需及时报告医生处理以防止逆行感染。

（七）健康教育

1. 患者应加强营养，摄入高蛋白、高热量、高维生素、适量纤维素饮食。

2. 密切观察患者的意识状态，瞳孔改变、肢体活动、生命体征并及时采取有效护理措施。

3. 慢性硬膜下血肿是神经外科常见的疾病，也是老年人多发的疾病。在治疗本病的过程中，医护配合十分重要，对促进患者的康复、减少伤残起到了一定的作用。

（八）硬膜下引流管操作流程

操作流程	实施要点
术前准备	1. 术前检查：颅脑 CT 示"右侧额颞顶枕部亚急性硬膜下血肿，脑萎缩、双侧基底节区多发腔隙性脑梗死，双颈内动脉虹吸部及左侧椎动脉颅内段管壁钙化" 2. 术前讨论 3. 术前与患者及其家属沟通，签署手术知情同意书 4. 术前备皮后手术标记 5. 做好术前患者及家属的思想工作 术前针对患者的具体心理问题做好细致的心理疏导
术中预案	1. 采用全醉行左侧卧位，术中吸氧及心电监护 2. 根据 CT 或 MRI 选择血肿最大层面处为钻颅点（多位于顶结节或附近），绕骨孔处设计弧形切口 4 cm，切口与骨孔错开 3. 患侧肩下及髋部垫枕，躯体向健侧倾斜 45°，使颅骨钻孔处位于最高点，减少颈部扭曲 4. 全层切开头皮及骨膜，剥离显露颅骨，乳突牵开器撑开，骨钻钻孔，骨板较厚可适当咬除少许外板，方便置管冲洗 5. 双极电灼硬脑膜后，先切开 2 mm 微孔，缓慢放出不凝血，喷射现象停止后"十"字切开硬膜，并电凝皱缩到骨孔边沿 6. 继之用 8~12 号软管放入血肿腔内，当软管到达血肿边沿时，能感觉到轻微的阻力，此时稍微退后一点，以免捅破血肿包膜 7. 从各个方向进行生理盐水冲洗，水清后换方向，最后于血肿腔内前下方（额部）留置 12 号软管，引流管前端剪侧孔 2~3 个，自然放入血肿腔 2~4 cm，从切口后另戳孔引出固定 8. 血肿腔内注水排气后，明胶海绵封闭骨孔，分层缝合头皮切口 9. 引流管接无菌密闭引流袋 10. 术后适当加压包扎

续表

操作流程	实施要点
术后预案	1. 术后去枕平卧，头尽量偏患侧，也可取头低足高位 2. 每天静脉补充生理盐水 1500 ml 以上，以促进脑组织膨胀，但需注意心功能情况，鼓励患者多饮水，不用脱水剂 3. 术后第 2 天复查头颅 CT，个别积血仍较多者，可予生理盐水 5 ml + 尿激酶 2 万 ~ 4 万 U 灌注协助治疗 4. 待颅内中线移位恢复，血肿腔显示薄层低密度影，引流量不多，即可拔除引流管。一般术后 2 ~ 5 天拔管 5. 术后 1 ~ 3 个月复查头颅 CT，了解有无血肿复发 6. 术后颅内积气的发生率约为 80%，其原因是空气进入血肿腔，部分可产生张力性气颅，故手术中应尽量减少空气进入，术毕需注水排空颅内空气，围手术期需注意各个可能导致空气进入颅内的环节，并尽快使受压、萎缩的脑组织复张，以减少气颅 7. 硬膜下积液：如能排置管或冲洗时损伤蛛网膜，受损的蛛网膜形成活瓣，脑脊液不断流入血肿残腔的原因，那么，硬膜下积液的出现可能与脑组织复张差、血肿残腔存留过久有关。因此术中置管时动作轻柔，冲洗时水压不宜过大之外，尽快促进脑复张可能是其关键所在 8. 继发硬膜外血肿：术中释放积血太快，颅内压骤降，硬脑膜塌陷硬膜与颅骨产生剥离，导致血管拉断出血。因此杜绝此类并发症的出现，缓慢释放积血、硬膜有效悬吊、止血彻底是其关键所在

知识链接

硬膜下引流管的护理要点

1. 观察要点

（1）病情观察：术后 24 小时内密切观察患者的意识状态、瞳孔改变、生命体征。若患者术后头晕、烦躁不安后突然转为安静状态或由非昏迷状态转为昏迷状态或昏迷程度加深，提示出血可能。常见的复发原因：血肿腔有血凝块未能彻底清除；新鲜出血而致血肿复发。

（2）观察患者的肢体肌力：意识清醒患者护士要主动与患者沟通，了解患者术前、术后肢体肌力变化，因为慢性硬膜下血肿的患者都有不同程度的肢体麻木、肌张力减退或肢体偏瘫的症状，术后患者的第一反应是肢体不适症状的改变。如发现患者的肢体不适症状未改善或未出现血肿对侧肢体麻木并逐渐加重，应及时报告医生，及时复查 CT。遵医嘱给予神经营养治疗，并辅以肢体功能锻炼，有利于预防血栓形成。

2. 体位及补液

主张术后在身体耐受情况下宜采取头低足高位 2 ~ 3 天。头低20 ~ 30 度以利于脑膨起和血肿引流。昏迷患者采取平卧位，头偏向一侧保持呼吸道通畅，防止呕吐物引起误吸。根据医嘱静脉补液，采用等渗盐水或糖水，入液量大于 2500ml/天，且 24 小时匀速滴入，慎用活血化淤类药物和脱水剂，以上措施有利于慢性受压的脑组织复位以减少血肿包膜毛细血管的渗出。

3. 引流管护理

术后密切观察引流液颜色及量的变化，在引流袋上做好相应的观察时间及引流量的标记，引流速度不可过快。如引流过快颅内压急剧下降易引起桥静脉的撕裂，形成急性硬膜下血肿。引流不畅时可轻轻由近端到远端挤压引流管。引流管一般保留 3 ~ 5 天，如每日引流 <10ml，引流液由暗红色变为淡黄色，经 CT 复查颅内血肿基本引流干净可拔管。拔管前指导患者轻轻晃动头部以充分排除血肿腔内残留气体。

4. 心理护理

主动热情地接待患者，耐心地倾听，了解患者的心理动态，及时给予心理指导，用和蔼的态度、娴熟的技术赢得患者的信任，消除患者的恐惧、紧张的心理状态，构建和谐的医患关系，促进患者康复。

5. 基础护理

注意口腔卫生护理，由于取头低足高位，进食应细嚼慢咽，防误吸及窒息。每两小时翻身拍背。鼓励咳嗽，预防肺炎。保持大便通畅，忌用力排便。

参考文献

[1] 查道美. 慢性硬膜下血肿钻孔引流术的护理 [J]. 大家健康 (学术版)，2015，9 (18)：234.

[2] 黄翠. 慢性硬膜下血肿微创手术后护理 [J]. 中国现代医药应用，2013，7 (12)：212 - 213.

四、硬膜外引流管

（一）概念

硬膜外引流管为预防开颅术后产生的硬膜外血肿，常规置入直径 2mm 引流管于硬膜外，于颅骨内板相贴。硬膜外引流管也用于引流组织液、血液及血性分泌物的同时也引流出部分脑脊液。

脑硬膜外引流护理观察的主要内容包括：引流袋中液体的量、性状；出血量多，需要频繁更换引流袋；神经系统症状和体征（如神态、瞳孔等）。

为了防止引流管的脱落，其刺入头皮的部位通常用线固定。如果出现脱落，要观察该部位有无出血、渗血，必要时在头皮刺入部位进行缝针，还要检查引流管的末端是否有断裂。正常情况下，多在术后第 2 天进行 CT 检查后拔掉引流管。

（二）目的

神经外科术后引流组织液和血液及血性分泌物，减轻对脑组织压迫，防止发生脑水肿及颅内压症状，挽救患者生命。

（三）适应证

（1）中枢神经系统炎症性疾病的诊断与鉴别诊断　包括化脓性脑膜炎、结核性脑膜炎、病毒性脑膜炎、霉菌性脑膜炎、乙型脑炎等。

（2）脑血管意外的诊断与鉴别诊断　包括脑溢血、脑梗死、蛛网膜下隙出血等。

（3）肿瘤性疾病的诊断与治疗　用于诊断脑膜白血病，并通过腰椎穿刺鞘内注射化疗药物治疗脑膜白血病。

（四）禁忌证

（1）低血容量、休克患者；

（2）穿刺部位感染或者菌血症可致硬膜外感染者；

（3）低凝状态，近期使用抗凝药物未停用足够长时间者；

（4）穿刺部位术后、外伤、畸形者，腰背部疼痛在麻醉后可能加重者；

（5）患者及家属有顾虑者。

（五）并发症及预防

1. 感染

感染原因：（1）麻醉用具消毒不严；（2）操作时将细菌带入硬脊膜外腔；（3）细菌经血液或淋巴液播散到硬脊膜外腔，形成脓肿；（4）产科镇痛污染、术后镇痛留置导管时间过长、邻近组织感染蔓延、血液或淋巴扩散，均可引起硬膜外腔、蛛网膜下隙及脊髓的感染。感染发生后有一般炎症表现，局部疼痛发热、体温升高、白细胞升高、脑脊液检查有阳性发现；麻醉后蛛网膜炎、脑膜炎及脊髓炎较为罕见，一旦发生后果极为严重，常造成永久性的神经功能障碍，甚至死亡。

预防措施：①麻醉用具及皮肤严格消毒；②严格遵守无菌操作原则；③穿刺附近皮肤有感染者，禁忌做硬膜外麻醉引流；④全身有急性感染病灶者（急性扁桃体炎、泌尿系统急性感染等）应待感染控制后再行手术；⑤术后妥善固定管道并做好标记，注明留置日期；⑥密切观察引流量、颜色和性质，保持引流管的通畅，发生不畅及时通知医生处理；⑦引流袋与头颅平齐，每日定时更换引流袋；⑧通常引流管于术后 2～3 天拔除。⑨如术后硬膜外脓肿形成，出现脊髓或神经根压迫症状，需手术排出脓液，并进行广谱抗生素治疗。

2. 脊神经损伤

脊神经损伤的原因：①物理损伤：硬脊膜外腔穿刺时，可因针偏离正中线而损伤神经根，术后出现局限性感觉障碍；②化学损伤：甲醛或误入高浓度非麻醉药，损伤范围广。

预防措施：①穿刺动作应轻柔，忌用暴力，有异感出现时，应停止操作，改换方向或部位穿刺；②有时盆腔手术操作可能损伤腰骶丛的部分神经，这类患者临床表现同穿刺点无关系；③局限性感觉障碍，可用神经营养剂、理疗等方法治疗，一般可恢复。

3. 局麻中毒反应

局麻中毒反应原因：①局麻药推入剂量过多；②局麻药误入血管内；③作用部位血供丰富而局麻药中未加血管收缩药；④患者对麻醉药耐受力下降而未相应减量。

预防措施：①麻醉前使用安定或苯巴比妥；②局麻药中加入肾上腺素；③注药前回抽；④一次用量少于极量，小孩按公斤体重计算；⑤根据患者情况酌情减量。

4. 导管折断

导管折断原因：①置管困难时，退管不退针，斜口将导管割断；②拔管时用力过猛，特别是使用已久、已老化的导管更易折断。

预防措施：①导管已过斜口，需退管时同穿刺针一起外推，以防穿刺针斜口割断导管；②定期更换老化、有裂隙的导管。

（六）注意事项

1. 患者头枕无菌治疗巾每日更换。

2. 保持引流管通畅，患者翻身时避免引流管牵拉、脱出、扭曲受压，若发生引流不畅及时告知医师，切勿自行挤压引流管。

3. 搬动患者时先夹闭引流管，待患者安置稳定后再打开引流管，防止逆行感染。

4. 注意引流处伤口是否干燥，引流系统的密闭性，若有渗血、渗液，及时通知医师。

5. 观察引流液性状、颜色、量等并做好记录，短时间内引出大量鲜血立即通知医师。

6. 引流袋悬挂应低于脑平面20cm。

7. 密切观察患者神志、瞳孔、生命体征等变化。

8. 患者出现精神症状时应适当约束，以防自行拔管。

9. 指导患者保持伤口敷料清洁，不可抓挠伤口。

10. 指导患者不能随意移动引流袋位置。

11. 硬膜外引流术后1～2天予以拔除。伤口以缝线浅缝合1～2针，七日后愈合拆线，密切观察伤口处渗出情况，皮下是否有血肿、气肿，及时通知医师。

（七）健康教育

1. 穿刺前向患者说明穿刺的意义及注意事项，以利配合。

2. 穿刺前给患者做普鲁卡因试验，准备腰椎穿刺盘。

3. 协助患者摆好体位。

4. 穿刺后嘱患者平卧 4~6 小时。

5. 术后出现头痛且有体温升高者，应严密观察有无脑膜炎发生。

6. 术后患者有恶心、呕吐、头晕、头痛者，可让其平卧休息，必要时按医嘱给予镇静止吐、止痛剂。

（八）硬膜外引流管操作流程

操作流程	实施要点
旁正中入路与侧入法相同点	"旁正中入路"与"侧入法"的目的完全相同，都为避开刺激"棘上韧带"，因棘上韧带纵行纤维割断过多，有遗留腰背痛并发症的可能，对老年钙化棘上韧带者尤其适用，更为有利
旁正中入路与侧入法区别	两者的区别点有二： ①穿刺点的定位 ②穿刺针的刺入方向，以及其所能遇到的组织感觉
旁正中入路	①穿刺点定位在"棘突间隙正中线 旁开 0.5cm 处" ②刺入的方向，如同直入正中线法，但需对穿刺方向稍微矫正，使针尖指向"棘突间孔"刺入，突破黄韧带而至硬膜外腔 临床操作时经常遇到这样一种变异：原意是做"直入法入路"，但是，常因拇、示两指未能很好固定棘突间隙处的皮肤，导致穿刺针在穿刺点上滑来滑去，而不经意地变成了"旁正中入路法"，此种不经意的变异，特别容易发生在手指力量不够强的女同志
侧入法	①穿刺点定位在"棘突间隙正中线 旁开 1.0cm，再下移 0.5cm 处" ②穿刺方向：先将穿刺针作垂直刺入，当碰到椎板骨质感觉后，测量进针深度，然后 退针约 1 cm 左右，再矫正针尖斜向正中线（腰段），或更向头侧（胸段）方向推进穿刺针，使之沿椎板上缘滑向 棘突间孔，突破黄韧带而至硬膜外腔

知识链接

脑硬膜外引流护理观察的主要内容包括：引流袋中液体的量、性状；出血量多，需要频繁更换引流袋；神经系统症状和体征（如神态、瞳孔等）。

为了防止引流管的脱落，其刺入头皮的部位通常用线固定。如果出现脱落，要观察该部位有无出血、渗血，必要时在头皮刺入部位进行缝针，还要检查引流管的末端是否有断裂。正常情况下，多在术后第 2 天进行 CT 检查后拔掉引流管。

（一）护理重点

1. 适当限制头部活动范围，活动、翻身及需搬动患者检查或换床时应避免牵拉引流管。

2. 妥善固定，防止脱出。术中严格无菌条件下连接负压引流球，引流管要在头皮上固定好，防止脱出。

3. 保持有效引流，控制引流量及速度。引流管不可受压、扭曲、折叠，防止阻塞。发现不通畅时离心挤捏并及时通知医生处理。

4. 引流管高度：负压引流球与头处于同一平面。

5. 病情观察及记录：观察并记录引流液的量、色、质。观察有无头痛、呕吐等颅高压的症状，观察患者生命体征情况并记录。

6. 头部敷料的观察，渗血渗液较多时及时报告医生。

（二）相关护理注意事项

1. 每小时引流量以≤100ml 为宜。

2. 术后 1～2 天引出的血性液颜色转淡，若仍有大量血性液提示有出血。

3. 硬膜外引流管停留时间一般为 3～7 天，时间过长易引起感染。

4. 控制病房里陪护人数，注意病房通风，接触引流管前后注意洗手。倒引流球引出液时应反折，防止操作时引出液倒流或空气进入引流管。

5. 对于清醒者应向其解释与指导取得其主动合作，对于意识障碍者可用布制约束带在其胸部或四肢适当加以约束，一旦引流管脱出应立即用无菌敷料覆盖创口并协助医生处理。

6. 检查并保持引流管位置正确，尤其在翻身或进行各项护理操作后均应仔细检查，如发现曲折应及时纠正。

7. 防止引流管阻塞，若引流管被血凝块或沉淀物阻塞，应用双手顺行捏挤至引流管通畅。

参考文献

［1］马茂华.儿童颅咽管瘤全切术后并发症的防治措施［J］.现代仪器与医疗,2017,23(1):63-67.

［2］塔瓦库力·玉苏甫.急性颅脑损伤手术治疗及术后并发症分析［J］.中西医结合心血管病电子杂志,2016,4(26):42-43.

［3］吕华荣,胡玮,胡胜,等.垂体瘤内镜单侧鼻蝶入路的术后并发症及复发影响因素分析［J］.神经损伤与功能重建,2017,12(2):172-177.

［4］罗晟,何永生.慢性硬脑膜下血肿钻孔引流术后并发症的防治对比研究及文献复习［J］.实用医院临床杂志,2016,13(1):25-28.

［5］王浩.采取预防性治疗脑出血术后并发症的经验探讨［J］.临床医药文献电子杂志,2016,3(5):858-859.

［6］蔡丹辉,郑烈辉,江楠,等.模拟颅内压骨窗保护装置在预防去骨瓣术后并发症中的应用［J］.中国医学创新,2016,13(28):131-134.

［7］洪有波,武峰,张维,等.浅论大面积脑梗死患者术后并发症的治疗方法［J］.当代医药论丛,2017,15(5):40-41.

［8］张学军,谢明祥,肖顺武,李毅,代垠,焦松.Chiari畸形术后并发症56例分析［J］.贵州医药,2013,37(3):227-228.

［9］耳思远,卓杰.经蝶入路切除垂体瘤手术及术后并发症防治58例研究［J］.中国医药导刊,2014,16(4):611-613.

五、血肿腔引流管

(一)概念

颅内出血在某一部位积聚,达到一定的体积,形成局部的占位病变,引起相应的症状,形成颅内血肿。病程往往是进行性发展的,若处理不及时,可引起颅内继发性改变:脑移位、脑水肿、脑缺血、持续的颅内压增高和脑疝,后果严重。采用颅骨钻孔,血肿冲洗引流,术后接引流管于包膜内继续引流，此引流管为血肿腔引流管。

（二）目的

血肿腔引流以排空囊内残留的血性液或血凝块，以利脑组织膨起消灭死腔。

（三）适应证

（1）30ml＜大脑半球出血量＜80ml；

（2）小脑出血量＞10ml；

（3）位于重要功能区引起严重神经功能障碍者也可以考虑为适应证；

（4）发病6小时内不宜行钻颅术，有研究称6小时内手术者再出血概率大于6小时后者。

（四）禁忌证

（1）血小板减少症，血友病等出血倾向者；

（2）外伤性或者脑动脉破裂者；

（3）年龄尚小且无高血压病史而又不能排除动脉瘤破裂者；

（4）脑干出血者；

（5）高龄患者合并多脏器功能障碍或者其他严重基础疾病者；

（6）穿刺部位严重感染者；

（7）脑疝形成或呼吸停止已30分钟以上；

（8）小脑出血者由于枕部颅骨较厚，进针方向不易掌握，且比邻脑干，应该慎重实施。

（五）并发症及预防

1. 再出血

原因：①超早期手术，脑出血尚未停止，突然减压；②术前血压过高；③抽吸负压过大导致原出血血管破裂；④冲洗过度；⑤穿刺时穿刺针头晃动，未与颅骨锁定，导致固定不牢；⑥凝血障碍，颅内动脉瘤，AVM 等血管病变。

预防措施：①作好相应的手术准备，调控血压，给患者镇静剂，术前尽力做好鉴别诊断，排除手术禁忌证；②精准定位，穿刺点避开颅表血管；③术前做好处理再出血的充分准备工作，处理办法和药品准备；④有小量新鲜出血时一般是小血管出血，不一定都会酿成大量的再出血，应谨慎采用加有冰生理盐水、血管收缩剂的冲洗液冲洗，边冲洗边观察，若有新鲜出血逐渐减少或停止，可不再作更多的操作处理；⑤大量出血说明损伤大的血管，应立即作好开颅手术决定，在进行术前准备同时，继续引流，使用止血药冲洗和补充血容量。

2. 颅内积气

原因：主要与短期内引流出大量脑脊液造成低颅压，或颅内的负压使引流管内气体逆行流入有关，也可能在注入尿激酶等药物或冲洗脑室时操作不当，使气体误入。

预防措施：①引流装置要始终保持密闭、无菌、通畅，各连接口要衔接牢固；②引流通畅时，要使引流管保持在侧脑室水平上 150 ~ 180mm，防止过度引流；③搬动患者进行各种检查和治疗前均应将所有的引流管关闭，待完成检查和治疗后再给予放开，防止气体逆行入颅；④对于置入多根引流管的患者应特别注意各根引流管内引流物的性状和引流量，对于引流量小的、引流不畅的和引流管近端处气体较多的予以关闭（如引流管近端有较多气体，可先关闭引流管，再由近端向远端轻轻挤压，使气体离开引流管近端）。双侧脑室引流时需注意观察两侧引流速度是否一致，若快慢不等应及时查找原因，避免慢性反流；⑤使用闭式引流袋可有效防止颅内压积气。

3. 低颅压

原因主要是抽吸过多，引流过度，长时间的低位引流或术后脱水过度。

预防措施：在治疗过程中注意颅内压的变化，适时调整引流袋位置，避免其发生。

4. 穿刺孔脑脊液漏

原因主要是引流针尖位于脑室内或与脑室相通的血肿腔内，当脑脊液循环尚未完全恢复通畅即拔针，头皮不足以阻挡被高颅压所驱动的脑脊液的冲击，因此引起伤口不愈合，未缝合的穿刺口与蛛网膜下隙相交通。

预防措施：①对术前有明显的脑室积血、脑积水，而未出现缓解时应缓期拔管。引流物有多量脑脊液的伤口应缝合。②穿刺时与皮肤相隔一定距离。③为了预防脑脊液漏和发生感染，建议缝合皮肤。

5. 颅内感染

原因主要是由于术中或术后反复冲洗抽吸过程中未能严格按照无菌操作规范或引流管保持时间过长、引流管脱落等。

预防措施：①重点是严格各项无菌操作，防止频繁无效冲洗，搬动患者时暂时关闭引流管，避免引流液反流，发生逆行感染。②头皮切口处每天更换敷料并保持清洁、干燥，如有潮湿或有渗血、渗液随时更换。用于切口的敷料预先剪好、叠好，然后再行高压灭菌，以缩短换药时间，减少污染的机会。③头皮切口引流管穿出处每 6 小时滴入碘酊一次，每次 3 滴，防止细菌从切口处移位感染。④每日更换引流装置，密切观察引流液的量、颜色及性状，发现异常及时提醒医生。⑤当患者病情稳定，引流液变清，每日引流液少于 100ml，CT 检查脑室内无积血时，可提醒医生试夹管。

6. 脑疝

主要原因除了与原发病局部占位效应及脑水肿有关外，还与大量出血，脑室内形成血肿铸型，阻塞第三、四脑室及室间孔，造成急性梗阻性脑积水，引起颅内压急剧升高有关。

预防措施：①每半小时观察一次引流管的位置、高度、是否通畅和引流量、颜色及其性质等，发现引流速度慢时及时降低引流管高度，若仍不能达到引流速度时及时挤捏、抽吸、冲洗，防止堵塞后引起颅内压急剧升高发生脑疝。②同时密切观察意识、瞳孔及生命体征的变化，如患者出现昏迷进行性加深、血压居高不下、反复癫痫发作、呕吐、烦躁、鼾声呼吸加重，均提示可能为脑疝先兆。如病情继续加重并出现一侧瞳孔忽大忽小或先缩小后散大，对光反射迟钝并逐渐消失，即提示为发生了脑疝。③若发生脑疝，及时通知医生，协助抢救。

（六）注意事项

1. 全麻未清醒及昏迷患者采取侧卧位，以利于呼吸道的分泌物排出，意识清醒、血压平稳以后宜抬高床头 15°～30°，以利于静脉回流减轻脑水肿。

2. 术后 24~48 小时，尽量不要搬动患者，以免颅内压增高，加重脑出血，或造成二次出血。

3. 保持头和脊柱在同一直线上，头部过伸或过屈，都会影响呼吸和静脉回流。

4. 意识清楚者，术后 8 小时可进食流质饮食，多食蔬菜水果，以保持大便通畅。

5. 密切观察生命体征、意识、瞳孔变化。

6. 术后血压维持在正常范围内，对血压过高且有颅内压升高表现的患者，按医嘱给予脱水剂，有效适度降压，避免血压过低，使脑组织灌注不足，加重脑损伤。

（七）健康教育

脑内血肿是神经外科常见的疾病，也是老年人多发的疾病，在治疗本病的过程中，医护配合十分重要。密切观察患者的意识状态、瞳孔改变、肢体活动、生命体征并及时采取有效护理措施。对促进患者的康复、减少伤残起到了一定的作用。此外，要注意加强营养，摄入高蛋白、高热量、高维生素、适量纤维素饮食。

（八）血肿腔引流管操作流程

操作流程		实施要点
术前准备	体位	①对于认知障碍与意识障碍者，以及手术结束后不能保持安静者，局麻手术时应静脉给予镇静剂。面罩吸氧时需注意呼吸抑制，应监测心电图与脉氧饱和度 ②仰卧位，上身抬高 15°，使切口比心脏水平略高以减少静脉性出血。单侧血肿时，头部向健侧旋转将切口置于术野最高处，马蹄形头托固定；适当垫高患侧肩部，可避免给颈部施加不必要的扭力。双侧血肿时头部置于正中位
	铺巾	①由于术野较小可使用洞巾；但铺巾覆盖颜面部时不能阻塞气道 ②给予镇静剂的患者应面罩吸氧
	皮肤切开	切皮前局麻药（含 1.0% 肾上腺素的利多卡因等）充分浸润。一般使用 10 号刀片，高龄者等皮肤较薄的患者使用 15 号刀片 一刀切至颅骨表面。主刀左手在一侧压皮缘，助手在对侧压迫 ③ 切开头皮后，主刀左手牵开皮肤，首先进行该侧止血；此时助手不用牵拉，随后进行助手侧止血

续表

操作流程	实施要点
钻颅	①一般用手摇钻钻颅，也有用气动磨钻钻颅。主刀用左手握持手摇钻把手，右手旋转。左手不要过度施力，最重要的是让手摇钻的轴线与颅骨表面垂直。助手双手固定患者头部 ②首先用尖钻头穿透颅骨内板中心。第一轮钻孔结束时用第二个扁钻头磨除颅骨内板。不需完全磨除颅骨内板，可残留一薄层骨质。交换第三个梅花钻头扩大骨孔外口 ③钻颅完成后用锐性刮匙削除骨孔内硬脑膜上的突出骨质。避免向下推压硬脑膜增加硬脑膜外间隙出血 ④出血时可塞入细条明胶海绵止血 ⑤引流管通过皮下隧道从切口旁穿出固定。明胶海绵剪成圆形填塞骨孔（也可另剪一小孔使引流管通过），防止关颅时及术后切口静脉性出血流入血肿腔 ⑥皮下用可吸收线缝合，皮肤全层缝合，结束手术

知识链接

拔管指征：①血肿基本清除，无颅内压增高的症状；②复查头颅CT，无明显中线结构移位及脑组织受压表现；③引流管与脑室相通，可有大量脑脊液被引流出，如果脑脊液基本变清，可夹闭引流管24小时，无颅内压增高者。

参考文献

[1] 井开胜，张国华．脑出血后血肿扩大的相关因素分析 [J]．中风与神经疾病杂志，2009，26（1）：109．

[2] 黄文志．微创穿刺术治疗慢性硬膜下血肿45例分析 [J]．中国实用神经疾病杂志，2008，11（6）：126．

[3] 车玉琪，李逢春．微创治疗颅内慢性硬膜下血肿35例分析 [J]．中风与神经疾病杂志，2008，25（3）：371．

六、腰大池引流管

（一）概念

腰大池引流是取腰 3.4（4.5）椎间隙为穿刺点，以腰穿包内穿刺针穿刺成功后，向骶尾部置入引流管 3～5cm，外接引流袋或引流瓶，将脑脊液引流至体外，观察引流量及引流液颜色，持续引流 7～15 天，颅内感染者每天自引流管鞘内注射有效抗生素，消除颅内炎症。

（二）目的

通过持续腰大池脑脊液引流，将颅内压控制在正常范围之内，减轻血性脑脊液对脑和脑膜的刺激，促进脑脊液的循环和吸收，缓解脑血管痉挛，改善脑缺血状态，减轻脑水肿和脑梗死的发生。

（三）适应证

（1）蛛网膜下隙出血或积血、脑脊液呈血性者；

（2）各种脑脊液耳鼻漏、切口漏患者；

（3）颅内感染者。

（四）禁忌证

（1）有脑疝征象者绝对禁忌；

（2）颅内压明显增高者；

（3）穿刺部位皮肤或软组织感染者；

（4）穿刺部位腰椎畸形或骨质破坏者；

（6）全身严重感染（败血症）、休克或濒于临床休克者；

（7）躁动不安不能合作者；

（8）高颈段脊髓压迫性病变，脊髓功能完全丧失时，腰穿术后易使病情恶化甚至呼吸停止；

（9）脑脊液循环通路梗阻原因未去除。

（五）并发症及预防

1. 张力性气颅

主要是由于脑脊液引流速度过快、流量过多所致。

预防措施：应严格控制引流速度，同时减少脱水药物使用量。

2. 颅内感染

由于置管时间过长或者操作不正当引起的逆行性感染。

预防措施：对患者进行体温监测，一天进行 4 次，体温 ≥38℃ 的患者一天监测 6 次。及时给患者补充营养和水分，食用易消化的高维生素、高蛋白、高热量的食物。颅内感染的患者依据细菌的培养和药敏，按照医生的嘱咐给予抗感染的治疗。时常保持病房内的卫生整洁，减少人员走动，病房内每天开窗通风，地面和桌面每天用含氯消毒剂进行消毒 2 次。

3. 引流管不通畅

主要原因有引流管打折、位置不当、导管堵塞等。

预防措施：常为引流液黏稠、蛋白含量高引起，应根据药敏试验选择敏感抗生素；同时应注意引流管是否打折、脱落或置入硬膜下腔，必要时更换引流管，因冲洗引流管可能引起逆行性感染。部分患者蛋白含量高，要考虑是否存在脑室炎可能，必要时需行脑室外引流术。部分患者存在蛛网膜下隙粘连或导水管不畅或正中孔受压或四脑室受压等。

4. 神经根刺激症状

可能与腰大池引流管置入时间过长有关。

预防措施：顽固性神经根性疼痛是腰大池引流常见并发症，大部分拔管后状缓解，再次置管时可调整引流管方向，必要时行腰椎 X 线检查或腰椎 MR 检查，部分患者存在腰椎退行性病变或马尾神经分布异常。

5. 穿刺处脑脊液漏或渗液

由于带管时间长引流管摩擦所致。

预防措施：引流管高度为双侧外耳孔连线上 5～10cm，这样引流时颅内压可控制在一定范围。同时，引流时应严密观察患者神志、瞳孔变化情况，特别是引流术前头颅 CT 显示硬膜下或硬膜外积液形成，应严格控制引流速度，同时减少脱水药物使用量。

6. 低颅内压

由于脑脊液引流过量所致。

预防措施：对于颅内出血的患者，如果引流过多、过快，会造成颅内压骤然降低，桥静脉断裂造成颅内出血。在引流过程中，密切观察脑脊液的颜色变化，如果颜色为鲜红色，引流量突然增多，常考虑颅内出血的发生，应及时向医生报告。同时观察患者的生命体征的变化，防止脑疝的形成。

7. 颅内血肿

预防措施：由引流过度、桥静脉撕裂引起。脑室－腹腔分流术后偶有发生，腰大池引流后不常见，需行开颅手术治疗。

8. 颅内积气

预防措施：此类患者常发生在开颅术后，患者出现发热症状，行腰大池外引流术，仍使用强力脱水治疗或过度腰大池引流，此类患者抬高或夹闭腰大池外引流管后，硬膜下积液消失，部分需要紧急手术治疗。

（六）注意事项

1. 严格无菌操作，每天更换引流瓶。

2. 注意患者体位和引流瓶的高度，一般患者取仰卧位，头抬高 15～20 度。如果患者体位改变，引流瓶重新调节高度，防止脑脊液反流。通过调节引流管水止和引流瓶位置的高低控制流速和流量。急性期引流管部分开放，引流瓶平或略低于腋中线水平（0～5cm），7 天后可下调至 5～10cm，水止完全开放。

3. 控制引流量，防止引流速度过快导致张力性气颅的发生，多数在 240ml/24 小时以内。

4. 每天送检脑脊液生化及常规，以调整治疗方案。

5. 穿刺时发现颅内压力很高者，停止置管。

6. 控制脑压在 100～130mmH$_2$O。

7. 最佳引流时间 7～10 天，不要超过 14 天，标识注明置管时间。

（七）健康教育

1. 向患者或家属讲解留置引流管的目的、重要性，防止高龄患者、躁动患者将引流管拔除，若发生脱管及时报告医生，给予处理。

2. 患者应卧床休息，不要随意更换体位及调节引流开关。

3. 躁动的患者应防止引流管的脱落，使用约束带时签署知情同意书，详细讲解约束带使用注意事项，防止腰大池引流管拔除不良事件发生。

4. 减少探视和人员流动。

（八）腰大池引流管护理流程

操作流程	实施要点
术前准备	①核对医嘱、床号、姓名、手腕带信息等 ②与患者沟通，告知腰大池引流的目的及配合方法，取得患者配合 ③术前 30 分钟快速静滴 20% 甘露醇 250ml 降低颅内压，以避免因脑脊液压力梯度差过大诱发脑疝形成。病人躁动者应给予约束带保护，遵医嘱使用镇静剂，同时常规准备安定及脱水药物以便术中急用
术中	认真观察和详细记录体温、脉搏、呼吸、血压、神志及瞳孔变化，如患者出现双侧瞳孔不等大或同时缩小、对光反射迟钝或消失、意识不清、呼吸不规则等症状时，提示脑疝形成，应立即报告医生，停止操作，配合医生采取相应抢救措施
术后护理	①严密监测生命体征 ②妥善固定，保持通畅 ③观察引流量、色、质和速度 ④预防感染 ⑤做好基础护 ⑥洗手 ⑦健康教育

知识链接

1. 腰大池引流管的护理要点

（1）引流管应低于伤口部位 20～30cm，不压引流管，防止逆行感染。

（2）避免引流管牵拉、折叠、扭曲、受压，保持引流管通畅。

（3）观察引流液颜色、性质及量，及时倾倒引流液。

（4）保持引流管周围敷料干燥，如出现下列情况应及时处理：敷料污染，引流管堵塞、脱出，引流液突然增多。

（5）24 小时后引流液一般在 50ml 以下，引流液为稀薄的淡红色液体，若引流量过多，颜色鲜红，可能有出血征象。若引流量过少，可能是管路堵塞或有受压、扭曲、漏气发生，应仔细观察并处理。

2. 腰大池引流目的

（1）治疗颅内感染。应用腰椎蛛网膜下隙引流治疗术后颅内感染是一种有效可行的方法。感染的脑脊液持续引流至体外，可促使脑脊液分泌，起到对有炎性反应的脑脊液冲洗置换的作用，并且缓慢引流脑脊液能带走部分细菌、毒素及坏死组织等。

（2）可行颅内压监测，有效控制颅内压。

（3）治疗脑脊液漏。蛛网膜下隙引流可以达到分流减压的目的，通过持续低流量的引流分流脑脊液，降低颅内压，有利于硬膜破口的修复，也有利于漏口和皮肤切口的修复。

3. 引流术后注意事宜

（1）严密观察患者瞳孔、意识状态、生命体征及有无头痛、呕吐、肢体活动障碍、颈部抵抗感等。置管后要去枕平卧 6 小时，12 小时内要密切观察，24 小时后根据患者的病情定时监测，发现异常立即报告医生，及时处理。

（2）密切观察引流量、颜色和性状，严格控制引流的速度，避免引流过量，防止继发枕骨大孔疝、颅内出血、低颅压及气颅等。集液袋入口处高于外耳道平面 $10 \sim 20$ cm 为佳，或根据每天引流量调节高度或硬外琐松紧。引流量为 $200 \sim 300$ ml/d，即 10ml/h 左右。

（3）保持引流通畅。引流不畅时，积极找出原因。注意检查引流管是否扭曲、脱落；如堵塞或血性引流液较浓的患者，可经引流管定期用少量生理盐水冲洗，必要时更换引流管或重新置管。引流管通畅，但无脑脊液滴出，颅内压高，经甘露醇脱水后仍无法引流脑脊液者则采用本法无效，应拔除引流管。集液袋要每天更换，更换时避免抬高集液袋以免反流，要严格无菌操作。

（4）注意患者体位和引流管的高度。建议患者卧床（可适当抬高床头30°），但可以左右翻身，转动体位时，可暂夹闭引流管。积极消除引起颅内压变化的因素，如控制患者咳嗽、保持大便通畅等。患者每天测颅内压一次，腰池脑脊液压力超过 2.0kPa 界定为颅内压增高。

（5）保持穿刺点敷料干燥及完整，如发现敷料潮湿，应立即查明原因，并及时更换，避免增加感染的机会。

（6）腰大池持续体外引流，丢失了大量的蛋白质，要鼓励患者进食或鼻饲高蛋白、高纤维素、高热量的食物，补足所需的营养。

（7）严防颅内感染，严格无菌技术。保持局部皮肤干燥，保持室内空气清新，定时开窗通风，每天紫外线消毒一次，减少探视和人员流动。严格控制置管引流时间，定期留取脑脊液做脑脊液的常规及生化检查，必要时可做细菌培养，以便及时发现并治疗颅内感染。

（8）随着脑脊液颜色的澄清，各项指标的恢复（脑脊液中红细胞 $<100 \times 10^6/L$，蛋白 $<0.8g/L$），脑脊液漏的消失，患者一般情况的好转，应及时拔管，以防止引流过久，诱发或加重感染。一般置管 3~7 天，拔管后严密观察患者的意识状态、瞳孔、生命体征，以防脑脊液漏的再发生。

参考文献

［1］钟景灿、张嘉林．腰大池置管持续引流治疗重症颅内感染［J］．实用医学杂志，2006，22（10）：1187－1188．

［2］宗茜明，吴建强，唐玉明，等．不同导管持续腰大池脑脊液外引流术的临床观［J］．中华神经外科杂志，2007，23（1）：13．

第三节　泌尿外科管道护理

一、肾造瘘引流管

（一）概念

肾造瘘引流是通过穿刺或切开肾实质，把导管送到肾盂内，引流尿液、脓液、血液等以及便于窦道形成的一种手术。

（二）目的

观察穿刺侧肾脏出血情况，直接解决上尿路梗阻，引流尿液、脓液、血液以及便于窦道形成，改善肾功能，为需要第二次手术患者创造条件。

（三）适应证

（1）严重肾积水、积脓或肾功能严重受损；

（2）未能施行根治性手术，尿路梗阻性无尿，不能耐受复杂手术者；

（3）输尿管或肾脏手术需要同时引流尿液等病例；

（4）不可复性输尿管梗阻（晚期肿瘤、结核）需要终身带管者。

（四）禁忌证

（1）非尿路梗阻引起的肾功能不良；

（2）难以纠正的严重的凝血机制障碍（肝功能衰竭或多系统脏器功能衰竭）；

（3）脊柱严重后凸畸形，不能俯卧者；

（4）严重心脏疾病和肺功能不全，无法承受手术者；

（5）未纠正的重度糖尿病和高血压患者；

（6）极度肥胖；

（7）服用阿司匹林、华法林等药物者，需停药至少1周才可以进行手术；

（8）疾病晚期或濒死。

（五）并发症及预防

1. 出血

常由于穿刺部位不当或血管钳及造口管引起肾实质血管损害所致。

预防措施：少量出血，不需特殊处理。出血量较多时需绝对卧床休息，反复冲洗并保持其通畅，给予止血药物，严重时需要暂时夹闭造瘘管待出血停止后再重新开放。

2. 尿外渗

肾造瘘后一般会有少量尿外渗，患者一般无症状，外渗较多时可能出现腰腹胀痛及发热等症状。

预防措施：保持造瘘管通畅。

3. 造瘘管堵塞

在留置造瘘管期间可能会因血块、分泌物、结石碎片等因素造成造瘘管堵塞。

预防措施：多饮水和不定时挤压造瘘管是防止堵塞的最好方法。

4. 造瘘管脱出

留置造瘘管期间，由于各种原因可能会造成造瘘管脱出，脱出不多时易与造瘘管堵塞相混淆，需借助B超或经造瘘管造影来进行鉴别。

预防措施：造瘘管脱出后，如病情需要继续放置者，需立即更换或重新放置造瘘管。

5. 感染

常由于造瘘管梗阻引起。

预防措施：需及时解除梗阻，并适当应用抗生素。

6. 异物结石

长期留置造瘘管可能引起继发性结石。

预防措施：多饮水和定期更换引流管。

（六）注意事项

1. 根据瘘口部位，取仰卧位或侧卧位，防止造瘘管在肾内移位、梗阻或引起出血。

2. 一般患者术后肾造瘘管夹闭1～2小时，可起到较好的止血作用。

3. 造瘘管接无菌引流袋，妥善固定，并保持通畅。

4. 按医嘱定时冲洗，冲洗时压力宜低，冲洗液量一般每次不超过12ml。如有堵塞，应及时冲洗。

5. 分别记录肾造瘘处及膀胱排出的尿量。

6. 保持瘘口处敷料清洁干燥，观察有无尿液外漏，如有浸湿，应及时更换，以免刺激瘘口周围皮肤。

7. 经肾实质造瘘者，术后应密切观察有无出血。

8. 拔管前先闭管2～3天，观察有无排尿困难、腰腹痛、发热等反应。拔管后3～4天内，应督促患者每2～4小时排尿一次，以免膀胱过度充盈。

9. 鼓励患者多饮水，以助冲洗尿路。

（七）健康宣教

1. 长期带肾造瘘管者，2周更换造瘘管一次，引流袋1周更换一次。

2. 多饮水以冲洗尿路，防止尿路感染。

3. 保持瘘口周围皮肤清洁、干燥。

4. 衣服要柔软舒适，避免穿紧身衣裤，以免压迫、摩擦造口，影响血液循环。

5. 指导患者可适量参加一些不剧烈的体育运动。

（八）肾造瘘引流管更换操作流程

操作流程	实施要点
评估	1. 核对医嘱、患者姓名、床号、引流管种类 2. 解释更换引流管的目的、指导配合方法 3. 评估患者病情：①患者的年龄、病情、活动、意识、合作能力；②观察引流液的量、颜色、性状；③评估引流管位置及引流管周围是否有漏尿
环境准备	病房保持整洁、安静、光线充足，符合治疗要求
护士准备	1. 修剪指甲、按七步洗手法洗手、戴口罩 2. 用物的准备：治疗车、治疗盘、治疗巾、无菌引流袋、消毒用物、血管钳、无菌纱布、无菌手套、弯盘、洗手液，必要时备换药用物、标识
查对用物	均符合使用要求
操作前 准备	1. 洗手，戴口罩 2. 携用物至患者床旁，核对床号、姓名，给予患者心理支持并再次解释以取得合作 3. 请患者取稍向健侧卧位

续表

操作流程	实施要点
操作方法	1. 暴露引流管与引流袋连接处
	2. 引流管下铺治疗巾，置弯盘
	3. 用血管钳夹紧引流管近端（接口上方 4－6cm 处）
	4. 消毒引流管连接处，以接口处为中心向上下各消毒 2.5cm 范围，注意引流管接口处的各面均应消毒
	5. 分离引流管与引流袋接头（注意用力方向）
	6. 由内向外消毒管道接口，连接新的引流袋。松开血管钳，观察引流情况，确认引流通畅，固定好引流袋，按引流目的设置引流袋高度，引流袋应距离地面 10cm 以上，于引流袋右上角贴上引流袋标签
	7. 撤治疗巾、弯盘、脱手套
整理用物	1. 妥善固定，安置患者，整理床单位，嘱患者活动时避免引流管受压、折曲、滑脱和阻塞，保持引流通畅
	2. 再次核对、确认患者
	3. 整理用物
	4. 洗手，做好标识及引流液性状、颜色、量的记录

知识链接

（1）经皮肾盂造瘘术定义：在影像学检查指导下向肾集合系统内置入口径合适的导管，使肾集合系统能得到充分引流，或成功地扩张通道以便由此瘘管进行介入治疗。

（2）肾造瘘管解剖图，见下图。

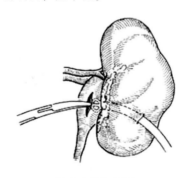

肾造瘘管解剖图

参考文献

[1] 李喆雯, 卫丹. 围手术期体位护理对经皮肾镜碎石术患者术后出血与舒适度的影响 [J]. 护理实践与研究, 2012, 9 (20): 12-14.

[2] 沈赛娟, 张鹏年, 江琳. 抗反流引流袋在减少术后患者尿路感染中的作用 [J] 安徽医药, 2007, 11 (9): 851-852.

[3] 红华, 王芳, 迟宁, 等. 超声引导下经皮肾盂穿刺置管引流治疗急性梗阻性肾病 [J]. 内蒙古医学杂志, 2008, 40 (7): 801-803.

[4] 高小峰, 孙颖浩, 来丽丽, 等. 超声引导经皮肾穿刺造瘘术 [J]. 中华泌尿外科杂志, 2004, 25 (5): 310.

[5] 周锋盛, 吴鹏西, 张坚, 等. 超声引导下经皮肾造瘘在肾积水治疗中的应用价值 [J]. 临床超声医学杂志, 2010, 12 (4): 271-272.

[6] 孙西钊, 沈露明, 丛小明, 等. 结石红外光谱自动分析系统在尿路结石成分分析中的应用 [J]. 中华泌尿外科杂志, 2011, 32 (1): 24-26.

[7] 李克军, 陈先国, 宋兴福, 等. 输尿管支架在泌尿疾病治疗中的应用及其生物相容性 [J]. 中国组织工程研究与临床康复, 2009, 13 (48): 9511-9514.

[8] 邵生声, 汤建儿, 王荣江, 等. 上尿路手术后输尿管支架管移位和异位的原因分析及处理 [J]. 浙江医学, 2015, 37 (8): 694-702.

二、膀胱造瘘管

(一) 概念

膀胱造瘘是因尿道梗阻, 在耻骨上膀胱作造瘘术, 使尿液引流到体外, 分为暂时性或永久性解决患者的排尿困难。

（二）目的

为了消除长期存在的尿路梗阻对上尿路的不利影响，或下尿路手术后确保尿路的愈合。

（三）适应证

1. 暂时性膀胱造瘘术的适应证

（1）梗阻性膀胱排空障碍所致的尿潴留，如前列腺增生症、尿道狭窄、尿道结石等，且导尿管不能插入者；

（2）阴茎和尿道损伤；

（3）泌尿道手术后确保尿路的愈合，如尿道整形、吻合手术和膀胱手术后；

（4）化脓性前列腺炎、尿道炎、尿道周围脓肿等。

2. 永久性膀胱造瘘术的适应证

（1）神经源性膀胱功能障碍，不能长期留置导尿管，或留置导尿管后反复出现睾丸炎或附睾炎者；

（2）下尿路梗阻伴尿潴留，因年老体弱及重要脏器有严重疾病不能耐受手术者；

（3）尿道肿瘤行全尿路切除术后。

（四）禁忌证

1. 膀胱空虚，术前无法使之充盈；

2. 有下腹部及盆腔手术史，穿刺膀胱估计有损伤腹腔脏器的危险；

3. 膀胱内充满血块或黏稠脓液，穿刺造瘘管周径小，不能满意引流；

4. 出血性疾病；

5. 膀胱挛缩；

6. 过于肥胖腹壁太厚。

（五）并发症及预防

1. 感染

与造瘘管长期刺激、未按时更换造瘘口敷料及使用的消毒液、敷料不规范等因素有关。

预防措施：严格无菌操作是关键，造瘘管及皮肤消毒尤为重要，造瘘口周围皮肤消毒面积要达到15cm以上，造瘘管消毒长度10cm以上。更换造瘘管时要严格无菌操作。造瘘口每日换药，发生漏尿、浸湿或脱落则及时更换。防止逆行感染，提高抵抗力。

2. 膀胱痉挛和膀胱三角区激惹

留置造瘘管即感到持续排尿、排便欲望，30分钟后多自行缓解；或阵发性阴茎和会阴部剧痛，每次持续几分钟至数小时，原因为造瘘管蘑菇头部对膀胱三角区和膀胱后壁毗邻的直肠刺激所致。

预防措施：可调整蘑菇头部位置和深度至刺激症状消失，必要时可服用解痉药，疼痛明显时用0.9%生理盐水+2%利多卡因5ml，从造瘘管注入膀胱，或从造瘘管注入0.9生理盐水500ml加山莨菪碱10ml行膀胱冲洗，以缓解疼痛。

3. 造瘘管堵塞

长期留置膀胱造瘘管，由于各种药物的解析、尿碱的沉淀、黏膜的脱落等原因，易导致造瘘管阻塞。

预防措施：临床上常规使用挤压引流管、膀胱冲洗等方法处理，或无菌注射器向管内注射生理盐水50ml/次，并抽吸，一般即可通畅。并定期更换造瘘管。微生物繁殖和尿液沉淀是尿管堵塞的两个重要因素。因此，对于长期卧床患者，应使其勤翻身，以防止尿液沉淀形成，从而预防尿管堵塞和尿路感染。

4. 膀胱萎缩

留置膀胱造瘘管长期开放尿管持续放尿，使膀胱长期处于空虚状态，引起膀胱逼尿肌萎缩，最终形成膀胱挛缩。

预防措施：指导患者自己或家属要定时放尿，用夹子夹住造瘘管，每2~4小时放尿一次，以膀胱不觉胀为准。定时放尿，使膀胱内贮尿量不至于太少，既可预防膀胱缩小或过度膨胀，又有利于自律或反射性膀胱的建立。白天大部分时间里将尿管夹闭，晚上则不必夹闭，以免憋尿太多使尿液从尿管旁流出或影响睡眠。对于一些终身带管患者及已经膀胱有萎缩的患者，则无须夹闭尿管，否则反而会引起尿液外渗出造瘘口。

5. 造瘘口周围皮肤炎

留置造瘘管是一项侵袭性操作，管道会对周围组织产生炎性刺激，加上体位频繁变动，管道与周围组织产生摩擦，易引起周围组织不同程度的损伤，导致炎性反应。另外，造瘘口分泌物、造瘘管包裹等物理刺激，都可产生刺激症状。

预防措施：注意保护造瘘口周围皮肤清洁，如出现潮红、湿疹时可以外涂氧化锌软膏，2 次/d。

6. 尿路结石

饮食习惯不当是导致尿路结石发生的原因之一。

预防措施：患者应多饮水，保证尿量在 2000ml/日以上。通过尿液将尿路的细菌排除，达到"内冲洗"作用，预防尿路感染和导管表面结晶的形成。另外，过量食用动物蛋白可增加尿钙排出和尿酸水平，还可形成草酸从尿中排出，食用过量的含草酸食物如菠菜、巧克力、豆腐及长期饮用浓茶等，均可致结石形成。因而此类食物应适量摄入。如造瘘管内有砂石形成，可在医生指导下适当服用排石药物。

（六）注意事项

1. 每日碘伏消毒造瘘口并清除分泌物，清毒面积以造瘘口为圆心，自内向外 15cm。同时，碘伏消毒引流管，方向自造瘘口向远端消毒 10cm。

2. 观察造瘘口有无红肿、粘连及分泌物的量、颜色、气味。消毒后用无菌棉垫覆盖、固定。引流管外接头固定在无菌棉垫外，位置低于造瘘口。

3. 保持膀胱造瘘管引流通畅，防止扭曲、折叠、堵塞。

4. 根据尿管材料定期更换尿管，一般在 1 个月左右更换 1 次，更换过程中要严格执行无菌操作。保持个人卫生，每日温水清洁造瘘口周围皮肤，范围 25cm。

5. 每日更换引流袋，更换时用碘伏由内向外螺旋式消毒接口。保持引流袋位置低于造瘘口，防止尿液倒流。

6. 每日清洗会阴部。保持床单位及衣服的清洁，有污染及时更换。

7. 适量增加饮水量，保证饮水 > 2000ml。随时观察尿液的颜色、性质、气味。

（七）健康教育

1. 定期更换造瘘管，一般造瘘管要 1 月左右更换一次。

2. 保持造瘘口处皮肤干燥。

3. 指导患者每日饮水 2000ml 左右，可起到自身冲洗膀胱的作用，避免膀胱内感染和小结石形成。

4. 出现造瘘管引流量明显减少时及时就医。

5. 造瘘管固定牢靠，防脱落。

6. 膀胱造瘘管不易持续放尿，以免膀胱逼尿肌废用性萎缩，最终引起膀胱痉挛，一般 2～3 小时放尿 1 次，以维持膀胱的自律功能。

7. 急性尿潴留的患者需缓慢放出膀胱内尿液，如伴随心功能不全者迅速排空膀胱，有可能导致休克。

（八）更换膀胱造瘘管的操作流程

操作流程	实施要点
评估	1. 核对医嘱、患者姓名、床号、引流管种类 2. 解释更换引流管的目的，指导配合方法 3. 评估患者病情：①了解病情及生命体征；②观察引流管的位置及引流管周围是否有漏尿；③引流液的量、颜色、性状；④患者、家属对引流管知识的知晓度
环境准备	病房保持整洁、安静、安全、舒适，符合治疗要求
护士准备	1. 修剪指甲，按七步洗手法洗手，戴口罩 2. 用物的准备：治疗车、治疗盘、治疗巾、一次性使用导尿包、0.9% 氯化钠注射液 500ml、20ml 注射器、导尿管
查对用物	均符合使用要求
操作前准备	1. 洗手，戴口罩 2. 将所备用物放置在治疗车上，推至患者床旁，告知患者更换引流管的目的，取得合作 3. 嘱患者取平卧位，保护隐私及保暖

续表

操作流程	实施要点
操作方法	1. 拔除旧造瘘管 2. 根据造瘘口大小选择 10 – 24F 双腔气囊导尿管，消毒后置入 8 – 10cm，注入气囊 10ml 生理盐水 3. 往外轻拉导尿管，使气囊顶住膀胱造瘘口 4. 用 20ml 注射器抽取 0.9% 氯化钠注射液反复冲洗造瘘管直至冲洗液清亮 5. 接引流袋后妥善固定
整理用物	1. 安置患者，整理床单位，嘱患者活动时避免引流管受压、折曲、滑脱及阻塞，保持引流通畅 2. 再次核对、确认患者 3. 整理用物 4. 洗手，做好标识及引流液性状、颜色、量的记录

知识链接

持续膀胱冲洗

持续膀胱冲洗是利用三通的导尿管，将溶液灌入到膀胱内，再利用虹吸原理将灌入膀胱内的液体引出来的方法。主要目的是清洁膀胱，清除膀胱内的血凝块、黏液、细菌等异物，防止血液凝固阻塞尿管，预防感染，减少并发症，促进患者康复。是泌尿外科常用的治疗手段，主要用于膀胱、前列腺手术后的患者。

1. 操作要点

（1）进行核对，做好准备。

（2）将膀胱冲洗液悬挂在输液架上，将冲洗管与冲洗液连接；Y形管一头连接冲洗管，另外两头分别连接导尿管和尿袋。连接前对各个连接部进行消毒。

（3）打开冲洗管，夹闭尿袋，根据医嘱调节冲洗速度。

（4）夹闭冲洗管，打开尿袋，排出冲洗液。如此反复进行。

（5）在持续冲洗过程中，观察患者的反应及冲洗液的量及颜色。评估冲洗液入量和出量，膀胱有无憋胀感。

（6）冲洗完毕，取下冲洗管，消毒导尿管口接尿袋，妥善固定，位置低于膀胱，以利引流尿液。

2. 注意事项

（1）严格执行无菌操作，防止医源性感染。

（2）膀胱冲洗速度和时间：第一个24小时内因创面渗血多，冲洗速度可快至80~100滴/分钟，以防止血块凝集及阻塞引流管，保证冲洗通畅，以后速度可根据尿色而定，色深则快、色浅则慢，适当调整冲洗速度，滴速为50~80滴/分钟，术后48~72小时肉眼血尿消失，可停止膀胱冲洗，一般冲洗时间为术后3~5天。

（3）膀胱冲洗液及冲洗液温度的选择：临床上常用生理盐水作膀胱冲洗液。天气寒冷时，大量明显低于体温的生理盐水持续经膀胱、尿道途径不但会使患者出现全身发抖，体温下降，心率减慢等表现，而且容易诱发心血管疾病发作。寒冷气候时，冲洗液应加温至35℃左右，以防低温使膀胱产生刺激，引起膀胱痉挛。

（4）冲洗时，冲洗液瓶内液面距床面约60厘米，以便产生一定的压力，利于液体流入。

（5）冲洗过程应注意观察记录尿色、性状、出水量及患者自觉症状。

（6）冲洗时若患者感觉不适，应当减缓冲洗速度及量，必要时停止冲洗，密切观察，若患者感到剧痛或者引流液中有鲜血时，应当停止冲洗。前列腺切除术后随着时间的延长血尿颜色逐渐变浅，反之则说明有活动性出血，应及时通知医师处理。

（7）冲洗过程中注意观察引流管是否通畅。

参考文献

[1] 董雪成，陆俊杰，陈方，等. 永久性膀胱造瘘管更换及管理的标准化探讨 [J]. 中华全科医学，2012，10（9）：1478-1479.

[2] 董海静，李华伟. 永久性膀胱造瘘患者导尿管气囊前端长度对膀胱痉挛的影响 [J]. 中华护理杂志，2012，47（10）：880-882.

[3] 张艳新. 膀胱造瘘患者的心理护理 [J]. 现代医药卫生，2004，20（21）：2303.

［4］崔晶晶，李明玉．膀胱冲洗的问题与对策［J］．护理学杂志，2012，27（11）：56-57.

［5］陈亮．长期留置膀胱造瘘管常见问题的临床处理［J］．临床医学，2013，33（3）：6-7.

［6］燕敬菊，崔福英，成凤韬．膀胱造瘘患者尿路感染的病因分析及预防对策［J］．中华实验和临床感染病杂志（电子版），2012，6（5）：451-453.

［7］玉芳莉．前列腺切除术后膀胱痉挛的护理进展［J］．当代护士（中旬刊），2014，（1）：6-8.

［8］朱秀兰．膀胱痉挛性疼痛的护理现状［J］．护理研究，2007，21（7）：1795-1796.

［9］邓小英，邬娜，李利香，等．不同温度膀胱冲洗液对前列腺电切术后并发症的影响［J］．湘南学院学报（医学版），2007，9（2）：59-60.

［10］潘涛，古东东．膀胱冲洗方式与预防尿路感染的临床观察［J］．现代护理，2002，8（11）：836-837.

三、腹膜后引流管

（一）概念

腹膜后引流管是置放于腹膜后的引流管。其目的是将手术中积聚的脓、血、液体引流至体外，防止术后感染影响伤口愈合。

（二）目的

此管放置主要是清除残留液体，观察创面出血情况、吻合口愈合情况及有无漏尿等。

（三）适应证

多用于输尿管切开术后及后腹腔镜手术（肾切除、肾囊肿等）。

（四）禁忌证

（1）凝血功能障碍者；

（2）严重心肺疾患者；

（3）有急性腹膜炎症者。

（五）并发症及预防

1. 引流管脱出

固定不妥；活动不当拉脱所致。

预防措施：妥善固定引流管，并留有足够长度，以防翻身、牵拉时脱出；严格交接班，嘱患者带管其间更换动作幅度要小，防止将管道牵拉、滑脱。勤巡视病房，观察管道情况，妥善固定，及时评估。

2. 出血

术后出血的原因多为术中意外损伤，切除过多囊壁，损伤肾实质，其次术后血管钛夹松脱，另外术中腹腔压力高可起到止血的作用，放气后腹腔可出现继发性出血。

预防措施：护理人员应密切观察腹膜后引流管引出液的性状及量，保持引流管的通畅，防止引流管折叠、弯曲、受压，并做好记录。若术后引流液增多，颜色鲜红，血压下降，脉快而弱，有出血的各种征象，及时报告医生处理，同时采取相应的护理措施。

3. 感染

因为术后血清、坏死组织会积聚在后腹膜，而血清及坏死组织是细菌繁殖的良好的培养基，如引流管堵塞、引流不畅，有可能造成感染，处理不及时，易形成慢性炎症。

预防措施：手术结束时应用盐水或无醇安尔碘 10 倍稀释液冲洗术野，保持引流管的通畅，保持伤口部位皮肤干燥，无渗血、渗液，可避免或减少感染的发生。

4. 尿瘘

引流管放置位置不当，压迫局部组织而出现组织坏死，形成尿瘘。

预防措施：一般小的尿瘘经膀胱镜逆行内置双 J 管，引流后多能愈合。对于大的尿瘘，开放手术寻找瘘口缝合修补是必要的。

5. 腹膜损伤

腹膜损伤是后腹腔镜手术经腹膜后入路的一种特有并发症，发生率较高，尤其是腹膜后存在炎性粘连时。

预防措施：清除腹膜后脂肪，显露 Gerota 筋膜，尤其是在靠近肾上极的部位；熟悉腹膜后间隙镜下解剖学特点，分为前腹壁肌肉区、中间区及后腰肌区，中间区头端 1/2 为肾脂肪囊，足端 1/2 有结肠及输尿管。

6. 皮下气肿

常由 Trocar 入口处周围的 CO_2 气体漏入皮下间隙所致。轻度的皮下气肿一般无症状，检查时有皮下捻发音，多于数日自行吸收，无须处理；严重者皮下气肿延伸至胸部、颈部、纵隔、面部，引起气胸、纵隔气肿，导致呼吸循环功能障碍，甚至出现高碳酸血症。

预防措施：术后应勤翻身、按摩，采取舒适卧位。密切观察患者颜面及颈肩部有无水肿，有心率加快、血压升高和呼吸困难等异常时及时报告。如果皮下气肿发展很快、范围大，需及时减小气腹压或调整充气针的位置乃至停止手术，并局部穿刺排气，加强机械性通气，严密观察保守治疗。

（六）注意事项

1. 腹膜后引流管的固定。妥善固定引流管保持引流袋位置低于引流部位，防止牵拉或脱出。

2. 注意观察引流管周围皮肤有无红肿、破溃，保持周围皮肤清洁干燥，若伤口敷料渗湿，告知医师及时更换。

3. 观察引流装置，保持引流管通畅，定时挤压，避免引流管折叠、扭曲。观察引流液的性状、量、颜色的变化与病情是否相符。若术后 2 小时引流液超过 200ml 且呈鲜红色，及时通知医生处理，警惕钛夹脱落而引起出血。每日记录，发现异常及时与医师联系。一般引流有少量血性液体，若引流大量鲜红色血性液体时，提示可能有出血的发生，应及时报告医师作出相应处理。若引流大量淡黄色或淡红色液体，患者血色素正常，提示有漏尿的可能，应及时报告医师。

4. 每 3~5 日更换 1 次无菌引流袋，更换时严格无菌操作，先消毒引流管口再连接引流袋，保持引流袋内无菌，以免引起逆行性感染。

5. 术后第 3 天注意观察每天腹膜后引流液的色和量，若腹膜后引流管持续 24 小时无引流液即可拔除。

6. 拔管指征：引流袋内无引流液后方能拔管。拔管方法：先拆线，待引流管完全拔出后，用无菌敷料覆盖。拔管后观察伤口敷料，保持敷料干燥。

（七）健康教育

1. 妥善固定引流管，防止患者大意牵拉引流管，使引流管脱出体外。

2. 肾切除、输尿管切开取石的患者嘱其卧床休息 3 天，如果病情稳定，可适当活动，下床时要注意引流管的位置。

3. 告诉患者初次起床动作应缓慢，以防出现体位性低血压，如出汗、心搏过速、头晕等反应。

（八）腹膜后引流管操作流程

操作流程	实施要点
评估	1. 核对医嘱、患者姓名、床号
	2. 向患者解释引流管护理的目的，取得配合
	3. 评估患者的病情、意识、合作程度、生命体征。了解手术方式，管道留置的时间，长度，是否通畅，伤口敷料有无渗液，引流液的量、色、性质
	4. 环境安全，光线充足适于操作
护士准备	1. 修剪指甲，按七步洗手法洗手，戴口罩
	2. 用物准备：治疗车、安尔碘、无菌棉签、无菌手套 1 副、无菌纱布 2 块、无菌引流袋 1 个、治疗巾 1 块，洗手液、弯盘、止血钳、胶带、安全别针、治疗盘，黄色垃圾桶，量筒
查对用物	均符合使用要求
操作前准备	1. 洗手，戴口罩
	2. 携用物至床旁，核对患者姓名，做好解释
更换引流袋	1. 协助患者半卧或平卧位
	2. 充分暴露引流管，将治疗巾置于引流管下方，放置弯盘，戴手套
	3. 止血钳夹闭引流管近端，取出新引流袋备用
	4. 在无菌纱布的保护下分离引流袋和引流管
	5. 消毒棉签沿引流管内口由内向外消毒两遍
	6. 在新的无菌纱布的保护下将新的引流袋与引流管连接
	7. 取下止血钳，观察引流是否通畅
	8. 将引流管用安全别针固定于衣服或床单上
	9. 脱手套
整理记录	整理用物，分类放置，洗手，正确记录引流液的量、性质及颜色
健康教育	告知患者下床活动或更换体位时勿拖拉硬拽

知识链接

1. 后腹腔镜行肾囊肿去顶术时应警惕腹腔内出血和内脏损伤，观察引流管和腹部体征以及伤口敷料渗血情况。由于手术是用钛夹止血，如患者频繁呕吐、剧烈咳嗽，可导致钛夹脱落，造成出血；若术中有邻近脏器如肝、脾、肠管及胰腺尾的误伤，则有肠瘘出血的可能，故应密切观察腹部情况，保持引流管通畅，记录引流液的量和性质。术后第2天拔导尿管。

2. 鼓励早期活动，由于手术创伤、疼痛及担心手术失败，患者术后不敢活动，护士应向患者解释活动的重要性，以促进肠蠕动，预防腹腔粘连及肺部并发症的发生。手术当日帮助患者翻身。在床上活动四肢，术后24小时可协助患者在病区内走动。第3天恢复正常生活。

参考文献

[1] 胡华琼，吴瑞勤，周梅荣，等. 临床管道护理作业指导 [M]. 武汉：华中科技大学出版社，2014.

[2] 李华. 后腹腔镜肾囊肿去顶减压术后护理 [J]. 河南外科学杂志，2006，12（6）：82.

[3] 王国秋，戴胜国. 肾上腺疾病的腹腔镜治疗 [M]. 国外医学：泌尿系统分册，1997，17（4）：165-166.

[4] 刘春霞，刘亚丽，张荣新，等. 后腹腔镜下肾癌根治术7日护理方案的探讨 [J]. 中华现代护理杂志，2006，12（11）：1055-1056.

[5] 丁勇，纪国庆. 腹膜后腹腔镜单纯性肾囊肿去顶减压术49例临床分析 [J]. 医学理论与实践，2012，25（15）：1867-1868.

[6] 罗波，刘文泓，卢振权. 腹膜后腹腔镜手术治疗肾囊肿[J]. 实用医学杂志，2009，25（9）：1453-1454.

[7] 夏溟，咸美孚. 泌尿外科腹腔镜手术并发症的预防诊断及处理 [J]. 中华泌尿外科杂志，1994，15（4）：308-310.

［8］黄红卫，潘正跃，吴勇，等．后腹腔镜手术的并发症及其防治策略［J］．中华腔镜泌尿外科杂志（电子版），2007，1（2）：93－95.

［9］高新，周祥福．微创泌尿外科手术与图谱［M］．广州：广东科技出版社，2007.1.

［10］黄莉燕，梁秋梅，付伟金，等．泌尿系清洁手术腹膜后腔引流袋更换适宜时间的随机对照研究［J］．全科护理，2013，11（1）：205－207.

第四节　胸外科管道护理

胸腔闭式引流管

（一）概念

胸腔闭式引流是将引流管一端放入胸腔内，而另一端接入比其位置更低的水封瓶，以便排出气体或收集胸腔内的液体，使得肺组织重新张开而恢复功能。

（二）目的

（1）排除胸膜腔内积液；

（2）排除胸膜腔内积气；

（3）恢复和保持胸膜腔负压，维持纵隔正常位置，促使术侧肺迅速膨胀；

（4）发现胸膜腔内活动性出血，支气管残端瘘等。

（三）适应证

（1）中、大量气胸，开放性气胸，张力性气胸；

（2）气胸经胸膜腔穿刺术抽气肺不能复张者；

（3）血胸（中等量以上）、胸腔积液；

（4）乳糜胸；

（5）支气管胸膜瘘；

（6）开胸手术后；

（7）脓胸早期彻底引流，有利于炎症消散和促进肺复张。

（四）禁忌证

（1）结核性脓胸；

（2）凝血功能障碍或有出血倾向者；

（3）肝性胸腔积液，持续引流可导致大量蛋白质和电解质丢失者。

（五）并发症及预防

1. 引流管脱出

固定不妥、活动不当拉脱所致。

预防措施：妥善固定引流管，并留有足够长度，以防翻身、牵拉时脱出胸腔；严格交接班，做好活动指导，避免拉脱；如引流管脱出立即用凡士林纱布或无菌纱布按压伤口，通知医生，如按压后患者迅速出现呼吸困难、气管移位、皮下气肿等症状，应揭开纱布，使气体溢出；护士不能离开患者，直到医生到场。

2. 引流管阻塞

引流管扭曲、折叠、受压或未定时捏挤，使管腔被凝血块或脓块堵塞。

预防措施：观察水封瓶内玻璃管水柱是否随呼吸上下波动，定时挤压引流管，保持引流管通畅；若水柱不波动，患者有胸闷、气急可能是引流管阻塞，应及时检查引流管有无扭曲受压或血凝块堵塞，如有血凝块堵塞应及时通知医生处理；鼓励患者尽早下床活动，多做深呼吸及有效咳嗽，必要时给予叩背。

3. 复张性肺水肿

患侧肺或双肺在短时间内（数分钟至数小时内）得以复张。

预防措施：立即给予吸氧，建立静脉通道，控制输液速度；肺长时间压缩的患者，如 7 天以上，首次排液量≤1000ml，抽液在 500ml 左右，尽可能少量、多次、间断性引流；大量排气、排液或术后要密切观察病情，凡短时间内发生胸闷、气短、心悸、持续或频繁咳嗽，要高度警惕复张性肺水肿的发生，立即停止有关操作，报告医生并处理。

4. 纵隔摆动

多为大量胸腔积液、积气引流过快、过多或剧烈咳嗽使气体过快排出胸腔所致。

大量积液、积气引流时应控制引流速度，一般放 500ml 后夹管 5～10 分钟，根据患者的情况再放 500ml 再夹管 5～10 分钟，避免一次放气、放液过多过快；剧烈咳嗽者嘱其勿用力过度，必要时应用镇静镇咳药。

5. 皮下气肿

多由于切口大于引流管直径，引流管不通畅或部分滑出胸腔，患者剧烈咳嗽致胸内压急剧增高，使胸腔内气体沿引流管进入皮下。

预防措施：引流管的粗细要适宜，切口大小要适当；妥善固定引流管，并留有足够长度，以防翻身、摆动时脱出胸腔；一旦引流管脱出应嘱患者屏气，迅速用手捏紧引流口周围皮肤，使引流口创缘闭合，然后用凡士林纱布及厚层纱布封闭伤口，并立即通知医生做进一步处理；局限性皮下气肿，不需特殊处理可自行吸收，如疼痛肿胀，应做好止痛及宣教解释工作；广泛性皮下气肿，患者出现疼痛、呼吸困难，立即通知医生行皮下切开引流，或用粗针头穿刺以排出气体减轻症状。

6. 肺不张

由于患者术后未做有效咳嗽、咳痰或引流不畅所致。

预防措施：应做好术前教育，解释术后咳嗽、咳痰对肺扩张的重要性；术后生命体征平稳后取半卧位，第二天鼓励患者尽早下床活动；鼓励患者做有效咳嗽咳痰，避免剧烈咳嗽，定时翻身拍背；鼓励患者做吹气球动作，利于肺部扩张；若胸片检查示明显肺不张，可经鼻导管吸痰或用支气管镜吸痰，必要时行气管切开，以利于引流液的排出及肺部扩张。

7. 胸腔内感染

由于引流液倒流入胸腔，引流时间过长引起伤口逆行感染或未遵守无菌操作原则所致。

预防措施：手术时应按规程操作，胸腔闭式引流放置应低于胸腔 60cm；搬动患者时，切勿将引流瓶提至高于引流管的胸腔出口水平面，应用止血钳先夹闭引流管，至搬动完毕再松开引流管以防引流液倒流入胸腔；更换引流瓶时应严格执行无菌操作，引流口敷料应1~2天更换一次，如有脱落或污染应及时更换，引流管一旦脱落，绝不能将原引流管再次插入，以防感染；密切观察患者体温变化，一旦出现体温升高、胸痛加剧等应及时报告医生，并予以处理。

8. 血胸

多由于引流管固定不牢，患者躁动不安，频繁变换体位，管道摩擦血管而并发血胸。

预防措施：立即建立静脉通道，给予止血、扩容、抗感染等处理；密切观察引流液的颜色、性质、量，如为血性，量突然增多，患者出现休克症状，应立即通知医生，必要时行手术止血。

（六）注意事项

1. 保持管道连接处衔接牢固，水封瓶长管没入水中3~4cm，并保持直立，胸壁伤口引流周围用油纱布包盖严密，水封瓶内为无菌用水，必须由医护人员更换底液，防止感染。

2. 在病情允许下置半卧位，此体位利于呼吸和引流，鼓励患者进行咳嗽、深呼吸运动，利于积液排出，使肺充分扩张。

3. 任何情况下引流瓶不应高于患者的胸腔，以免引流液逆流入胸膜腔造成感染。防止引流管受压、折曲、阻塞。检查引流管是否通畅的方法是观察引流管是否继续排出气体和液体；水封瓶内长管中的水柱是否随呼吸上下波动，如水柱无波动，患者出现胸闷、气促等症状应及时通知医生。

4. 引流管长度约为100cm，妥善固定于床旁。运送患者时要夹住引流管；下床活动时引流瓶的位置应低于膝关节，并保持其密封。若引流管从胸腔滑脱，立即用手捏闭伤口处皮肤，及时报告医生。

5. 出血量每小时多于100ml，呈鲜红色，有血凝块，同时伴有脉搏增快，提示有活动性出血的可能，应及时报告医师。

（七）健康教育

1. 术前向患者讲解留置胸腔闭式引流管的作用和戒烟、咳嗽、咳痰的重要性。

2. 讲解术后的注意事项，解除患者的焦虑和恐惧。

3. 保持引流管的密闭和无菌及引流管的通畅。

4. 妥善固定引流管，嘱患者下床活动时引流瓶应低于膝关节并保持密封。

5. 观察并记录引流液的颜色、性质、量。

6. 预防胸腔感染。

7. 注意保持敷料干燥清洁。

（八）胸腔闭式引流管操作流程

操作流程	实施要点
评估	1. 核对、确认患者、并作自我介绍
	2. 解释胸腔闭式引流管护理的目的，指导配合方法
	3. 评估患者病情：①了解病情及生命体征；②观察胸腔引流及两肺呼吸音两种情况
环境准备	保持环境整洁、安静、安全、舒适，符合治疗要求
护士准备	1. 修剪指甲，按七步洗手法洗手，戴口罩
	2. 用物准备：水封瓶准备（无菌的生理盐水或无菌的蒸馏水 500ml 倒入水封瓶内）、治疗巾、弯盘、两把止血钳、无菌纱布 1 块、驯碘、胶布
查对用物	均符合使用要求
操作方法	1. 携用物至床旁，核对、确认患者
	2. 铺治疗巾，将弯盘放在治疗巾上
	3. 用两把止血钳双重夹闭引流管，在无菌纱布保护下将胸管与连接管从连接处分开
	4. 将胸管体外管端在无菌纱布保护下放弯盘内
	5. 用驯碘消毒胸管体外管端
	6. 无菌纱布保护将胸管与水封瓶连接
	7. 用胶布在连接处牢固固定
	8. 松开止血钳
	9. 将引流瓶放于安全处，保持引流瓶低于胸腔 60～100 厘米
	10. 嘱患者咳嗽，并挤压胸管，观察引流管是否通畅及水封瓶内水柱波动情况
	11. 协助患者取半坐卧位
整理用物	1. 整理床单位及用物
	2. 再次核对，确认患者
	3. 洗手，做好标识，记录引流液的颜色、性质及量

续表

操作流程	实施要点
健康教育	1. 嘱患者床上活动时动作轻柔，切勿拖拉拽。引流管不能扭曲、打折
	2. 水封瓶应置于患者胸部水平下 60～100 厘米
	3. 搬运患者时要用两把止血钳夹闭引流管，妥善携带引流管

知识链接

（一）引流装置的分类

1. 引流袋引流　适用于吸管引流，多用于引流胸腔积液。引流管直接接到一密封的塑料引流袋。因没有水封瓶不能产生负压，因此不适用于肺内仍有漏气的病例。

2. 胸腔闭式引流瓶引流　适用于大部分病例，可排出胸内积气、积液、积血及脓液。

3. 胸腔闭式引流瓶负压吸引引流　因能加大胸内负压，故适用于胸内肺膨胀不良残腔较大的病例。

（二）胸腔闭式引流的护理

1. 保持胸闭引流的密闭性　由于胸腔内是负压，为了防止引流液倒流而发生逆行感染，要确保患者的胸闭引流瓶平面低于胸腔引流口平面至少 60cm，嘱患者活动时不要将引流瓶提得太高，更不能跨床。引流管不要过长，以防折叠。为防止胸腔管与外界相通，更换引流瓶时，必须用双钳双向夹管；为防止患者外出做检查时，管路连接不紧密或引流瓶倾斜至水封管露出水面等情况发生，应用两把钳子不同方向进行夹管。若有齿钳，其齿端需包裹纱布或胶套，防止夹管时导致引流管破裂、漏气。

2. 保持胸闭引流的通畅性

（1）观察引流管的水柱波动情况。水柱波动不仅可以观察胸闭引流的通畅性，还可反映肺膨胀的程度。正常平静呼吸时水柱波动为 3～250px，而咳嗽及深呼吸时波动幅度可增至 12～400px。胸腔内残腔大的患者，水柱波动较大，有的高达 500px，甚至水封瓶内的液体会吸入到储液瓶中。随着余肺膨胀，残腔变小，负压逐渐变小，水柱波动仅为 2～

4cm 或有轻微波动时可以考虑拔管。水柱波动的范围愈大，提示胸腔内残腔较大，肺膨胀不好。水柱波动逐渐消失是引流管拔除的重要指征之一；而当水柱波动突然消失，则考虑可能是管路不通畅或阻塞。

（2）定时挤压引流管，保证引流管通畅。当引流液为血性液时，需每 1～2 小时挤压管路 1 次。操作时双手握住引流管 10～15cm 处，双手前后相接，一手手心向上，贴近胸壁，将引流管于指腹与大鱼际之间，另一手在距前面一只手的下端 4～5cm 处阻断引流管，前面的手高频、快速、用力地挤压引流管，随后两只手同时松开，利用引流管内液体或空气冲击将堵塞引流管的血凝块或组织块冲出，如此反复。或用滑石粉捋管：将滑石粉涂抹胸管表面，右手卡住上端胸管，左手自上而下卡住胸管向下滑行，致胸管下段后右手松开。此方法可加大胸管负压，引流出不太坚固的血凝块或凝固的纤维素。

3. 观察引流管气体排出情况漏气可分为 3 度 患者用力咳嗽、屏气时，引流管内有气泡排出者为Ⅰ度；深呼吸、咳嗽时有气泡排出为Ⅱ度；平静呼吸时有气泡排为Ⅲ度。Ⅰ－Ⅱ度漏气在 2～5 天后即可自愈；Ⅲ度可逐渐转为Ⅱ度、Ⅰ度，于 5～7 天后自愈，若有大的支气管瘘或残端瘘会出现持续有Ⅲ度漏气及出血或感染征象，需另行处理。

4. 持续负压吸引胸腔闭式引流的护理 一般开胸术后胸腔闭式引流的负压吸引，应以超过吸气末胸腔负压 5～250px 即可。若患者肺弹性较差、压缩时间较长或肺表面有薄纤维膜覆盖致肺复张困难、肺段切除肺断面持续漏气较多或气胸患者，负压可适当加大至 10～375px。负压吸引开始应设置在低负压水平，根据患者情况进行缓慢微调。负压吸引时应严密观察胸腔压力的变化，密切观察患者有无胸闷、气短、发绀、血性引流液增多等情况，判断气管是否居中，听诊双肺呼吸音是否对称。负压吸引一般应在术后 24 小时以后开始使用，防止出现胸腔内渗血。在临床工作中，不要随意调整或中断负压吸引，防止复张的肺泡再次发生萎陷。

5. 预防感染 一切均应坚持无菌操作，换瓶拔出接管时要用消毒纱布包好，保持引流管、接管及引流瓶清洁，定时用无菌蒸馏水冲洗；水封瓶应位于胸部以下，不可倒转，维持引流系统密闭，接头牢固固定，以预防胸腔内感染。

6. 拔管指征 胸腔闭式引流术后 48～72 小时，观察引流液少于

50ml，无气体溢出，胸部 X 线摄片呈肺膨胀或无漏气，患者无呼吸困难或气促时，可考虑拔管。拔管时指导患者深吸一口气，吸气末迅速拔管，用凡士林纱布封住伤口，包扎固定。拔管后注意观察患者有无胸闷、呼吸困难症状及切口漏气、渗液、出血和皮下血肿等。

参考文献

［1］许龙飞，王雷，施豪杰．胸外伤胸腔闭式引流术 81 例临床分析［J］．中国伤残医学，2012，20（12）：63-64．

［2］张玲芳．改良式胸腔闭式引流术联合负压吸引治疗自发性气胸的护理体会［J］．中国社区医师（医学专业），2012，14（总第325）：287．

［3］党世民．外科护理学［M］．北京：人民卫生出版社，2002：263．

［4］胡华琼，吴瑞勤，周梅荣，等．临床管道护理作业指导［M］．武汉：华中科技大学出版社，2014．

［5］皮红英，陈海花，田晓丽．军队医院护士必读［M］．北京：人民军医出版社，2013：127．

［6］中华医学会．临床技术操作规范胸外科学分册［M］．北京：人民军医出版社，2005．

［7］孙玉鹗．手术学全集．胸外科手术学［M］·2 版．北京：人民军医出版社，2004．

［8］章泾萍．临床实用引流护理及置管操作流程［M］．合肥：安徽科学技术出版社，2009．

第五节　普通外科管道护理

骶前引流管

（一）概念

骶前引流管是通过引流管将盆腔内积聚的液体、脓、血等引出体外，防止术后感染和影响伤口愈合。

（二）目的

（1）排除脓肿或其他化脓性病变的脓液或坏死组织；

（2）预防血液、渗出液或消化液在体腔内储蓄，预防继发感染、组织损害；

（3）促使手术野死腔缩小或闭合；

（4）解除胆道、消化道的梗阻症状。

（三）适应证

（1）感染或污染的创口；

（2）渗液多的创口；

（3）留有死腔的创口；

（4）止血不全的创口；

（5）结直肠癌的手术。

（四）禁忌证

（1）严重的营养不良；

（2）心脏功能衰竭、肺功能衰竭、肾功能衰竭；

（3）凝血功能障碍者。

（五）并发症及预防

1. 继发性出血

骶前出血系指骶前静脉丛或骶椎椎体静脉大出血，是直肠切除术的严重并发症。

预防措施：密切观察引流管颜色、性质、量，嘱患者咳嗽按压手术伤口，告知患者及家属床上活动时动作轻柔，切勿拖拉硬拽，妥善固定引流管，配合加入凝血酶等止血药物可控制出血。

2. 吻合口瘘

与患者自身因素（如糖尿病）、全身营养状况、年龄因素、性别因素有关。

预防措施：对于糖尿病患者在围手术期控制血糖，可以减少吻合口瘘的发生；术前采取肠内营养支持，能有效地稳定机体内环境，增强免疫力，可减少术后吻合口瘘及其他并发症的发生；年龄与吻合口瘘的发生密切相关，对非急症手术的老年患者术前评估其器官储备功能，治疗各种合并症，稳定生理状态后，再行手术治疗。

3. 感染

直肠癌经腹会阴联合切除术后于骶前留置引流管自会阴引出，会阴切口一期缝合渐成共识，但会阴切口的感染率目前仍为12.5%～42.6%。

预防措施：术后骶前冲洗对手术创面具有机械性的清洗作用，可将术中污染的细菌冲出并防止外源性的细菌定居，同时有利于反复清除骶前积液（血）及坏死脱落组织，以防止其积聚形成细菌滋生的环境，而加入适量的抗生素对细菌有抑制其繁殖或杀灭的作用。

4. 引流管脱出

与患者长期带管活动有关。

预防措施：床位悬挂脱管标识，告知患者脱管的危险性，连续动态脱管评估，告知患者床上活动时动作轻柔勿拖拉硬拽，妥善固定引流管，引流瓶或袋要低于引流口部位，不能倾斜，保持引流瓶或袋的密闭状态，防止打破，做好患者及家属的心理指导。

（六）注意事项

1. 保持引流管管道通畅，翻身和活动时注意防止引流管扭曲、牵拉、受压以保持引流管通畅，减少并发症。还要注意引流管的固定，避免移位、脱出。

2. 应用引流管时，要注意引流瓶的位置不能高于患者插管口的平面。搬动患者时，应先夹住引流管；引流液超过瓶体一半时，即应倾倒，以防因液面过高所致的逆流污染。

3. 术后应早期发现引流量的多少、有无引流物及会阴部创腔缝合处敷料污染程度，若污染严重，引流管可能堵塞，我们应立即通知医生，拆除会阴部创腔缝线的同时，反复挤压或用生理盐水冲洗引流管以解除堵塞。

4. 做好引流颜色、性状及量的记录，了解有无盆腔内出血及术中未发现的输尿管损伤等，并及时报告医生。

5. 术后 7 天待引流液少于 20ml 左右，色转清即可拔出引流管，并保持引流管口周围皮肤清洁、干燥，定时更换敷料。

6. 活动时尽量避免下蹲动作，以免会阴部伤口裂开。

7. 每周更换 1 次引流袋，以防止逆行感染。

（七）健康教育

1. 由于引流管一律放在骶前部位，伤口缝合面积大，患者坐位时感到疼痛。骶前引流管置于原肛门周围，所以患者不敢下坐，可以在椅子上垫一个软垫子，坐下时可用半个臀部着重慢慢坐在垫子上，这样既可以保护会阴伤口又避免骶前引流管打折、受压、引流液引出。尤其注意，活动时尽量避免下蹲动作，以免伤口裂开。

2. 治疗期间戒烟、酒及辛辣食物。多吃粗纤维和高蛋白食物，有助于保护伤口并促进伤口愈合。

3. 重视心理护理，患者常表现为恐惧、紧张、焦虑及悲观。为使其配合手术，应主动向患者介绍手术的目的、经过及注意事项，消除其不良心理，使其树立战胜疾病的信心，积极配合和治疗；协助做好各项检查。

4. 嘱患者注意观察引流管引流液的颜色、性质和量，发现异常，及时处理。

（八）骶前引流护理操作流程

操作流程	实施要点
评估	1. 核对、确认患者，并作自我介绍 2. 解释骶前引流管护理的目的，指导配合方法 3. 评估患者的病情及腹部体征
环境准备	换药室保持整洁、安静、安全、舒适，符合治疗要求
护士准备	1. 修剪指甲，按七步洗手法洗手，戴口罩 2. 核对姓名、住院号，进行腕带识别，再次核对，取得合作 3. 用物准备：一次性换药盘、无菌纱布、一次性无菌手套、弯盘、止血钳、棉签、碘伏、辅料、治疗巾、绷带、治疗卡、标识
查对用物	均符合使用要求

续表

操作流程	实施要点
操作方法	1. 患者取合适体位，暴露引流管，注意保暖
	2. 铺治疗巾于引流管连接处，止血钳夹住连接处上方5cm处；先用手取下伤口外层绷带及敷料，取下的污秽敷料均放在弯盘内，1%活力碘或用70%乙醇棉球在创口周围由内向外消毒，注意勿使消毒液流入伤口内，一般擦2~3次，半径不小于5cm，伤口待干，根据伤口情况选择凡士林纱布、药物或盐水纱布覆盖固定
	3. 检查抗反流袋有效期，有无破损及漏气
	4. 戴手套分离引流管，消毒引流管
	5. 打开抗反流带，关闭低部开关，插入引流管内
	6. 松开止血钳，挤压引流管，检查是否通畅，引流管是否标识清晰
	7. 记录引流液颜色、性质、量，记录置入长度与实际是否相符
	8. 拔管：由于手术切除脏器多，创面大，出血多，出血时间延长，应根据患者具体情况确定拔管时间。在无吻合口瘘等并发症的情况下，当引流管内引流液连续3天少于20ml时可考虑拔管
整理用物	1. 整理床单位及用物，嘱患者床上活动时动作轻柔，切勿拖拉硬拽
	2. 再次核对，确认患者
	3. 洗手，做好标记记录

知识链接

1. 单腔与双腔引流管

因单腔引流不畅、血液、渗出物淤积，抵抗力低下的情况易造成盆腔、会阴部切口感染。改用双腔负压引流后引流通畅，由于负压吸引可使手术造成的盆腔腔缝缩小，均利于切口愈合；由于双腔引流管通畅，盆腔、会阴部切口的感染得到预防，术后切口的愈合时间明显缩短；如合并有盆腔感染，带孔的双腔引流管便于冲洗，且冲洗中可加用某些药物，如抗生素，起到局部用药的效果，双腔引流管冲洗时又可预防感染的扩散；因双腔引流管通畅，可准确观察盆腔的渗出情况；双腔引流管直径为1.5~2cm，带侧孔三个或根据需要增加侧孔。

2. 负压引流球管

在右髂窝切一小口，引流管经腹膜外置入骶前，从而避免了从会阴部切口或切口旁另戳孔放引流，方便病员翻身及早期下床活动；可准确地观察引流液的量及性质；减少了病员的痛苦及医生频繁更换敷料的麻烦，降低了消耗，节约了经费；由于引流管壁多个侧孔，管腔内壁带槽，硬度适中，受压、扭曲、吸瘪不会堵塞，引流球单向负压吸引，可防止逆行感染。

3. 造口护肤粉的应用

使用造口护肤粉后，它可以吸收渗液形成一种柔软的胶状保护膜，粘贴于皮肤创面上，阻隔分泌物对皮肤的浸湿和刺激，使破溃面积不再继续扩大；同时可使患处皮肤得到有效地保护，从而避免继发感染。

4. 持续冲洗会阴，预防感染

直肠癌 Miles 术后常见的并发症是会阴感染。每日使用 2500 ~ 3000ml 生理盐水持续冲洗约 5 天后，改为间断冲洗，再行负压吸引，能明显减少感染。

5. 引流管的冲洗方法

术后第 1 天开始骶前冲洗，冲洗时应先消毒入水管（尿管），然后滴入含 16 万 U 庆大霉素的 0.9% 氯化钠溶液 500ml 及 0.5% 甲硝唑 100ml 进行冲洗，出水管（血浆管）保持通畅。滴速在 80 ~ 120 滴/分钟以上，最好使滴管内溶液呈直线下滴快速冲洗。冲洗结束时，将入水管折闭后用无菌纱布包裹，出水管接低负压（0.2 ~ 0.4kPa），持续吸引。冲洗过程中护士应注意观察冲洗引流通畅情况及引流液的性状和量，24 小时引流量应不少于每日冲洗量。如冲洗或引流不畅，要及时检查并解除阻塞因素。早晚各冲洗 1 次，连用 3 天后如无特殊情况则可拔管。

参考文献

[1] 王亚儒. 经会阴骶尾引流预防和治疗中低位直肠癌吻合口瘘 [J]. 中国现代医学，2012，15（6）：495 - 496.

[2] 柳昭勇. 低位直肠癌 Dixon 术后两种骶前引流方法比较分析 [J]. 重庆医学，2014，43（29）：3958 - 3960.

［3］刘浩乾，何纪恩，贺利荣.中低位直肠癌术后经会阴骶前引流与经腹壁引流的比较分析［J］.浙江临床医学，2014，16（10）：1631－1632.

［4］关军民，罗妙玲.直肠癌会阴区切口骶前引流管持续冲洗及负压吸引预防感染的前瞻性研究［J］.世界最新医学信息文摘，2016，16（48）：15－19.

［5］章泾萍.临床实用引流护理及置管操作流程［M］.合肥：安徽科学技术出版社，2009.

［6］谭翠莲，游多多.直肠癌手术后骶前引流管及结肠造瘘口的护理［J］.医学信息，2013，26（10）：351－352.

［7］谭翠莲.直肠癌手术后骶前引流管及人工肛门的护理［J］.中国临床医药研究杂志，2004（131）：92.

［8］田淑梅，孙海玲，谷洪涛.直肠癌术后复发全盆腔脏器切除术后骶前引流管的护理［J］.中华现代护理杂志，2010，16（16）：1925－1926.

［9］朱建英，韩文军.现代临床外科护理学［M］.北京：人民军医出版社，2008：349.

第六节　心外科管道护理

心纵引流管

（一）概念

心包纵隔引流是将引流管一端放入心包和纵隔内，另一端接入比其位置更低的水封瓶，以便排出积气、积液的方法。

（二）目的

为心脏术后的患者排出心包、纵隔内积气、积液，维持胸腔内负压，维持纵隔正常位置，促使术后肺膨胀，从而减少术后并发症。

（三）适应证

（1）开胸术后；

（2）中等量气胸或张力性气胸；

（3）持续渗出的胸腔积液；

（4）脓胸。

（四）禁忌证

（1）凝血功能障碍有出血倾向者；

（2）肝性胸水，持续引流可导致大量蛋白质和电解质丢失。

（五）并发症及预防

1. 引流管脱出

固定不妥，活动不当拉脱。

预防措施：妥善固定引流管，并留有足够长度，以防翻身、摆动时脱出胸腔；严格交接班，做好活动指导，避免拉脱；如引流管脱出立即用凡士林纱布及无菌纱布按压创口，通知医生；如按压后患者迅速出现呼吸困难、气管移位、皮下气肿等症状，应揭开纱布，使气体逸出；护理人员不能离开患者，直到医生到场。

2. 引流管阻塞

引流管扭曲、折叠、受压或未定时捏挤，使管腔被凝血块或脓块堵塞。

预防措施：观察水封瓶玻璃管水柱是否随呼吸上下波动，定时挤压引流管，保持引流通畅；若水柱不波动，患者有胸闷、气急，可能是引流管阻塞，应及时检查引流管有无扭曲受压、有无凝血块堵塞，如有凝血块堵塞应及时通知医生处理；鼓励患者尽早下床活动，平时多做深呼吸、有效咳嗽，必要时每2小时一次给予叩背。

3. 皮下气肿

切口大于引流管直径；引流管不通畅或部分滑出胸腔；剧烈咳嗽致胸内压急剧增高。

预防措施：引流管的粗细要适宜，切口大小要适当；妥善固定引流管；一旦滑出应嘱咐患者屏气，迅速用手捏紧引流管及引流口周围皮肤，使引流口创缘闭合，然后用凡士林纱布及厚层纱布封闭伤口，并立即通知医生做进一步处理；局限性皮下气肿，不需特殊处理可自行吸收，如疼痛肿胀，应做好止疼及宣教解释工作；广泛性皮下气肿，患者出现疼痛、呼吸困难，及时通知医生行皮下切开引流或粗针头穿刺以排出气体减轻症状。

4. 肺不张

术后未做有效咳嗽咳痰或引流不畅。

预防措施：应做好术前教育，解释术后咳嗽咳痰对肺扩张的重要性；术后生命体征平稳后取半卧位，第二天鼓励患者尽早下床活动；鼓励患者做有效咳嗽咳痰，避免剧烈咳嗽，定时翻身拍背；鼓励患者做吹气球动作，利于肺部扩张。

5. 胸腔内感染

引流不畅，引流时间过长引起伤口逆行感染；引流液倒流入胸腔；未遵守无菌操作原则。

预防措施：手术时应按规程操作，胸腔闭式引流放置应低于胸腔60cm；搬动患者时，切勿将引流瓶提至高于引流管的胸腔出口水平面，先夹闭，至搬动完毕再松开以防引流液倒流入胸膜腔；更换引流瓶时应严格无菌操作，引流口敷料应1~2天更换一次，如有脱落或污染时应及时更换。引流管一旦脱落，绝不能将原引流管再插入，以免引起感染；密切观察患者体温变化，一旦出现体温升高、胸痛加剧等应及时报告医生，并予以处理。

（六）注意事项

1. 在进行吸引装置连接时，护理人员应当在使用前仔细检查吸引装置的封闭性能，全面保持连接处的紧密，避免发生滑脱。

2. 使引流管尽可能保持通畅，避免发生堵塞、打折、扭曲或挤压。正常情况下，引流量应每小时小于80ml，开始为血性，以后颜色转为浅红色，不易凝血。若术后引流量较多，血性黏稠、色鲜红，且每小时超过200ml，连续4~6小时，则提示胸腔内有活动性出血的可能，应加快输液、输血速度，严密观察生命体征变化。若引流不畅，可致胸内积液、积气，压迫肺组织引起肺不张而致心悸、胸闷、呼吸困难等症状。出现上述情况均应及时报告医生，采取相应的处理措施。

3. 放置引流瓶时，应当低于引流口平面60~100cm左右，水封瓶长玻璃管要没入水中 4cm 左右。尽量维持管道密闭性，避免发生逆行感染症状，避免影响胸内压调节。

4. 待患者清醒后须将床头抬高 15°，待患者循环稳定后取半卧位，鼓励患者经常深呼吸及咳嗽，以促进肺膨胀，促使胸膜腔气体与液体排出。

5. 对引流量的变化进行观察与记录，注意定时更换引流装置，保持敷料的干燥与清洁，一旦发生渗液应当及时进行更换，在床边随时放置血管钳，在行心脏手术的当天如果手术完成后引流管出现大量的渗液并且没有减少的趋势，护理人员则应当及时通知临床医师进行处理。一般情况下，水柱上下波动的范围为 4~6cm。若水柱波动过大，提示可能存在肺不张；若不波动，提示引流管不通畅或肺已经完全扩张；若患者表现为气促、胸闷、气管向健侧偏移等肺受压症状，则提示血块阻塞引流管，应积极采取措施，同时立即报告医生。

6. 当患者下床进行活动时，应当夹闭引流管，避免发生漏气、脱落等。

7. 48~72 小时后，引流量明显减少且颜色变淡，24 小时引流液小于 50ml，X 线胸片示肺膨胀良好、无漏气，患者无呼吸困难，即可拔管。

8. 拔管后，若患者发生心悸、胸闷、伤口出现渗血及渗液，应及时通知医师处理。

（七）健康教育

1. 向患者讲解管道的名称、放置位置、目的及活动时的注意事项，嘱其一旦出现管道脱出的紧急情况，一定要冷静，应及时用手按住管口，并按呼叫器与医护人员取得联系，不要活动，等医护人员的到来。

2. 由于手术大、拔管晚，患者易出现消极心理，应加强与患者的沟通，帮助患者树立治愈的信心，减轻患者紧张情绪，消除患者恐惧心理，取得患者的配合，以利患者康复。

3. 躁动患者使用约束带时签署知情同意书，详细讲解约束带使用注意事项，防止引流管拔出不良事件的发生。

（八）更换心纵引流管操作流程

操作流程	实施要点
评估	1. 核对医嘱、患者姓名、床号、引流管种类 2. 解释更换引流管的目的、指导配合方法 3. 评估患者病情：①患者的年龄、病情、活动、意识、合作能力及病房环境。②观察引流液的量、颜色、性状和流速。③术区下敷料有无渗血、渗液、④患者、家属对引流管知识的知晓度
环境准备	病房保持整洁、安静、安全、舒适，符合治疗要求
护士准备	1. 修剪指甲，按七步洗手法洗手，戴口罩 2. 用物的准备：治疗车、治疗盘、治疗巾、消毒水封瓶、血管钳两把、纱布一块、一次性手套、洗手液、污物桶、标识、无菌生理盐水、弯盘
查对用物	均符合使用要求
操作前准备	1. 戴口罩，洗手 2. 将所备用物放置在治疗车上，推至患者床旁，告知患者更换引流管的目的，取得合作 3. 嘱患者取舒适体位，保护隐私及保暖
心纵引流管准备	1. 治疗室内检查一次性水封瓶消毒日期，打开消毒水封瓶包，检查水封瓶有无破损，连接是否准确 2. 向一次性水封瓶内倒入无菌生理盐水，盖紧瓶塞，长管置在液面下，保持直立位，并用胶布在瓶外做好水平面标记
操作方法	1. 正确放置引流瓶，水封瓶平面应低于引流管胸腔出口 60～100cm 2. 检查伤口，注意保暖，挤压引流管，暴露心纵引流管接口处，并接弯盘，用两把止血钳夹住胸腔引流管近端 3. 消毒接口处，并正确连接引流管 4. 检查引流装置是否正确，放开血管钳，再次挤压引流管，观察水封瓶内水柱波动情况
整理用物	1. 妥善固定，安置患者，整理床单位，嘱患者活动时避免引流管受压、折曲、滑脱及阻塞，保持引流通畅 2. 再次核对、确认患者 3. 整理用物 4. 洗手，做好标识及引流液量记录

知识链接

一、心纵引流管存在的问题

1. 引流管的选择

传统的引流管存在切口较大、出血量较多、患者术后疼痛明显等弊端，如果引流管选择不恰当，较粗、较硬且需要外固定的引流管会在患者发生剧烈咳嗽或运动时造成明显疼痛，甚至导致皮下气肿等；导管的质地过硬也会引发患者的胸膜产生剧烈疼痛，往往需要应用止疼药控制，而实际引流管的选择上，应当以患者感觉舒适、操作简单、易固定为主。

2. 引流瓶的更换时间

引流瓶的更换时间一直都没确定，临床中存在每天更换、2~3天更换、1周更换。英国胸科学会发表的胸腔闭式引流指南主张，鼓励患者对其胸腔引流管和引流系统负责，应嘱其保持水封瓶在其胸腔水平以下，但未提到需要更换引流瓶及引流液。频繁更换既增加患者经济负担又增加护士工作量，若不及时更换容易引起感染，增加患者痛苦，延长患者住院时间。

3. 引流效果

引流过程中要保持引流管通畅，单纯水封瓶闭式引流，由于引流不畅、负压压力不够等原因易导致引流效果不佳，为了减少血块及其他物质造成的引流管阻塞，在临床上往往采用挤压等方法来调整，但这种方法存在一定风险性，挤压引流管有可能导致胸腔内压升高或造成管侧创伤，导致循环系统的不稳定及增加张力性气胸的可能性。

4. 拔管时间

以往的拔管指征：置管引流48~72小时后，临床观察引流瓶中无气体溢出且颜色变浅、24小时引流量少于50ml、脓液少于10ml、胸部X线摄片显示肺膨胀良好无漏气、患者无呼吸困难或气促时，即可终止引流，考虑拔管；但原则是引流管尽早拔除。

二、改进措施——采用深静脉置管作引流管

1. 优点

①体内部分为细而软的硅胶管，具有良好的柔韧性，对肺、胸膜、膈肌的刺激小，对患者的呼吸运动影响小。②由于导管细，引流缓慢、持续，单位时间内引流量少，不易引起复张性肺水肿和纵隔摆动。③采用深静脉敷贴固定牢固，密闭性好，减少漏气发生，且不适感轻，不影响体位和睡眠，减轻痛苦，提高生活质量。④穿刺伤口愈合迅速，穿刺后不留瘢痕。⑤夹管方便，能较长时间保留而不引起感染，可动态观察积液的消失情况，可连续注入激素和抗生素等药物，有利于炎症的消散和胸腔积液的吸收，还可反复留取标本。

2. 护理

操作时注意不要扭曲引流管，同时注意观察水封瓶的水柱波动情况，如果无气泡逸出或波动则需要进行听诊，患者呼吸音较低或消失时应当警惕管腔阻塞。要及时应用 0.9% 氯化钠溶液冲洗管腔。如果多次冲洗无效，则可以用导丝消毒进行再通，术后要保持伤口干燥，在无菌条件下完成操作。

3. 一次性引流瓶更换时间

①一次性水封瓶更换时间与胸腔感染：因为引流管的下端发生细菌定植并不会影响到导管上端，所以每天只需对引流液进行更换；改变一次性水封瓶的更换时间并不会增加胸腔感染的概率，所以引流瓶并不需要经常更换来预防感染，反而更需要注意在无菌条件下完成各项护理操作，确保整个系统的密闭性才是减少感染发生的有效措施。②一次性引流瓶更换时间：对于引流液较多者要及时更换，以便观察引流情况，更换时严格执行无菌操作。对于引流量少或气胸患者可每周更换。

4. 应用负压吸引

术后 24 小时后进行，避免加剧胸腔渗血情况。在进行负压吸引时应注意观察患者是否出现胸闷、气促等情况，随着负压吸引的进行患者的气促等症状逐渐减弱、呼吸音恢复正常则说明引流有效。如果患者在引流过程中出现心悸、咳嗽、呼吸困难等症状则需警惕复张性肺

水肿的可能，应立即停止吸引，给予吸氧并通知医生。

5. 拔管时机选择

应根据引流原因的不同来考虑拔除的标准，当气胸患者连续 24 小时无气体漏出、血胸患者连续 24 小时无新出血、渗出量＜200ml/d 且影像学证实感染被控制后拔除引流管。

参考文献

［1］赵岩.浅谈心脏术后心包纵隔引流管的护理［J］.中西医结合心血管病杂志，2014，2（18）：149－150.

［2］欧华妙、袁秀英.心脏术后心包纵隔引流管的观察及护理［J］.海南医学，2010，21（2）：132－133.

［3］李琳.胸腔闭式引流的护理体会［C］.河南省肿瘤专科护士职业安全防护及新技术交流学术会议论文集，2014.

［4］李彩云、路婕.开胸术后纵隔引流管的护理［J］.河南省肿瘤专科护士职业安全防护及新技术交流学术会议论文集，2011.

［5］宋丽.心脏开胸术后胸腔闭式引流管的护理［J］.临床监护，2016，16（15）：164.

［6］吴再义、冯宇鹏、李爱莲，等.胸部手术引流的改良［J］.岭南现代临床外科，2015，15（4）：498－500.

［7］朱水清.引流管护理在术后护理工作中的重要性和效果分析［J］.实用临床医药杂志，2015，19（20）：164－165.

［8］李淑迦、巩玉秀.护理学分册［M］.北京：人民军医出版社，2009.

［9］缪立、马翠英.胸腔闭式引流的护理进展［J］.实用心脑肺血管病杂志，2014，22（1）：128－129.

［10］熊利平、刘正兴.深静脉置管引流术在心包积液中的临床应用［J］.四川生理科学杂志，2014，36（2）67－68.

［11］于春霞、杨柳、任玉洁.中心静脉导管在胸腹腔置管引流术中的临床应用［J］.河南科技大学学报，2011，29（4）：292－293.

第七节　ICU 管道护理

一、气管插管

（一）概念

气管插管是指将一特制的气管内导管经声门置入气管的技术。这一技术能为气道通畅、通气供氧、呼吸道吸引和防止误吸等提供最佳条件。产品型号有常规型、口腔型、鼻腔型、钢丝加强型、带抽吸/冲洗型。

（二）目的

能为气道通畅、通气供氧、呼吸道吸引和防止误吸等提供最佳条件。

（三）适应证

（1）患者自主呼吸突然停止；

（2）不能满足机体的通气和氧供的需要而需机械通气者；

（3）不能自主清除上呼吸道分泌物、胃内容物反流或出血随时有误吸者；

（4）存在有上呼吸道损伤、狭窄、阻塞、气管食管瘘等影响正常通气者；

（5）急性呼吸衰竭；

（6）中枢性或周围性呼吸衰竭。

（四）禁忌证

无绝对禁忌证；但喉头急性炎症者，由于插管可以使炎症扩散，故应谨慎。喉头严重水肿者，不宜行经喉人工气道术，严重凝血功能障碍，宜待凝血功能纠正后进行。巨大动脉瘤，尤其位于主动脉弓部位的主动脉瘤，插管有可能使动脉瘤破裂，宜慎重，如需插管，则操作要轻柔、熟练，患者要安静，避免咳嗽和躁动。如有鼻息肉、鼻咽部血管瘤，不宜行经鼻气管插管。

（五）并发症及预防

1. 缺氧

操作过程中，应密切监测血氧饱和度。

预防措施：一般情况下每次操作时间不超过 40 秒，一旦发现血氧饱和度低于 90%，立即停止插管，并予以氧气吸入。

2. 组织损伤

强行插管，造成声门或喉头等部位的损伤，形成水肿和出血。

预防措施：插管过程中若存在阻力，切不可暴力强行插管，徒劳无益，严重时甚至会将导管插入黏膜下组织，造成出血不止。

3. 误吸

插管过程中可引起呕吐，胃内容物误吸入呼吸道，导致严重的肺部感染甚至呼吸衰竭。

预防措施：必要时在插管前先放置胃管，避免误吸的发生。

4. 窒息

引起窒息的常见原因包括导管滑脱、导管堵塞、呼吸机故障等。

预防措施：对插管者应加强床旁巡视，发现异常配合医生进行紧急救护。

5. 肺不张

多因导管插入过深导致一侧肺通气或呼吸道分泌物堵塞细小支气管等原因所致。

预防措施：护理人员要随时清除呼吸道分泌物，减少分泌物潴留；监控气管导管，防止下滑或插入过深。

6. 继发肺部感染

多因机体抵抗力下降、呼吸道分泌物潴留、吸痰时无菌操作不严格等原因所致。

预防措施：密切观察患者的全身和呼吸系统表现，积极加以预防。出现症状及时报告医生，配合处理。

7. 气道黏膜损伤

由于长期插管，气囊压迫气管黏膜使其缺血引起溃疡或坏死。

预防措施：留置导管时间不超过 1 周，否则应考虑气管切开。

8. 气道梗阻

常见原因有：①导管扭曲；②气囊疝嵌顿导管远端开口；③痰栓或异物阻塞管道；④管道塌陷；⑤导管远端开口嵌顿于隆突、气管侧壁或支气管。

预防措施：调整人工气道位置；抽出气囊气体；充分气道湿化；试验性插入吸痰管吸痰等。经上述措施气道梗阻仍不能缓解，则应立即拔除气管插管，重新建立人工气道。若重新建立人工气道后，气道压力仍然很高，呼吸机不能有效进行机械通气，则应考虑有张力性气胸。

9. 气道出血

造成气道出血的常见原因包括气道抽吸、肺部感染、急性心源性肺水肿、肺栓塞、肺动脉导管过嵌、气道腐蚀和血液病等。一旦有大量鲜红色血液从气道涌出时，往往威胁着患者的生命，需紧急处理。

预防措施：①手术前必须检查患者的凝血功能，当凝血功能障碍时慎行此手术；②手术中采用钝性分离技术，减少微小血管的损伤；③切口尽量要小，以刚好暴露气管可以置入套管为宜；④手术损伤小血管时要严格结扎，关闭伤口前确认切口内没有出血。

10. 气囊漏气

对接受机械通气的患者，气囊漏气往往是很危险的。如及时发现气囊漏气并予以立即处理则不会造成严重后果，如未及时发现或漏气量较大，则会造成危重患者通气量不足、引起低氧血症和二氧化碳潴留，严重时可危及患者生命。

预防措施：密切观察，加强巡视。

11. 喉炎

表现为声音嘶哑和刺激性咳嗽，严重时出现吸气性呼吸困难。其发生与插管时间呈正相关。

预防措施：可用地塞米松加入生理盐水后雾化吸入或静脉给药，呼吸困难可实施气管切开。

（六）注意事项

1. 气管插管的固定

质地柔软的气管插管要与硬牙垫一起固定，可用胶布、寸带双固定，防止移位或脱出。寸带固定不宜过紧，以防管腔变形，定时测量气管插管在门齿前的刻度，并记录。同时用约束带束缚双手，防止患者初醒或并发精神症状时自行拔管而损伤咽喉部。每日更换牙垫及胶布，并行口腔护理。

2. 保持气管导管通畅

及时吸出口腔及气管内分泌物，吸痰时注意无菌操作，口腔、气管吸痰管要严格分开。每次吸痰做到一次一管一手套，吸痰管在气道内停留少于 15 秒。

3. 保持气道内湿润

吸氧浓度不可过大，一般以 1～2 升/分为宜，吸氧导管插入气管导管内一半。痰液黏稠时，每 4 小时雾化吸入一次，或向气管内滴入湿化液，每次 2～5ml，24 小时不超过 250ml。

4. 随时了解气管导管的位置

可通过听诊双肺呼吸音或 X 线了解导管位置和深度，若发现一侧呼吸音消失，可能是气管插入一侧肺，需及时调整。

5. 气囊松紧适宜

每 4 小时放气 5～10 分钟一次，放气前吸尽口咽部及气管内分泌物。气管导管保留 72 小时后应考虑气管切开，防止气囊长时间压迫气管黏膜，引起黏膜缺血、坏死。

（七）健康教育

1. 向患者或家属解释留置气管插管辅助通气的必要性，使其主动配合。

2. 耐心讲解留置气管插管的操作过程，使家属知晓可能引起的并发症。

3. 向患者或家属讲解气管插管的一般注意事项，若发生不良反应及时地告知护士进行处理。

4. 躁动患者使用约束带时签署知情同意书，详细讲解约束带使用注意事项，防止气管插管拔除不良事件发生。

（八）气管插管操作流程

操作流程	实施要点
评估	1. 核对、确认患者并做自我介绍 2. 评估患者病情：①询问患者身体状况，了解患者既往是否有插管经历；②评估呼吸道状况；③观察患者颈部有无损伤、肥胖、颈短、张口困难，体位是否受限等，了解患者有无其他伴随症状及原有插管史，心电图及血氧饱和度情况，配合医生向家属交代病情及请家属离开
环境准备	病房保持整洁、安静、安全、舒适，光线好，符合治疗要求
护士准备	1. 修剪指甲，按七步洗手法洗手，戴口罩 2. 用物准备：负压吸引器或中心吸引装置、一次性无菌手套、一次性吸痰管若干、手电筒、棉签、听诊器、多头电插座、无菌治疗碗、无菌纱布、弯盘、医疗垃圾袋、生活垃圾袋、10ml注射器、喉镜、插管固定胶布或固定器、减压贴、牙垫、气管插管导管一根、导丝、喷壶、丁卡因、麻黄素、止血钳一把（条件许可应备气囊压力检测表）、石蜡油、记录单、笔，必要时备呼吸机、麻醉机；氧气、简易呼吸器抢救车备于床旁，保证抢救物品随时处于备用状态
查对用物	检查物品有效期及包装有无破损
操作前准备	1. 携用物至床旁，核对、确认患者，了解患者合作情况 2. 向患者或家属解释气管插管的目的 3. 准备插管固定器，检查口腔内黏膜及有无义齿，有义齿取下放入弯盘 4. 整理床周围，配合操作者戴橡胶手套进行操作
操作方法	1. 经口腔明视气管内插管：借助喉镜在直视下暴露声门后，将导管经口腔插入气管内 （1）将患者头后仰，双手将下颌向前、向上托起以使口张开，或以右手拇指对着下齿列、示指对着上齿列，借旋转力量使口腔张开 （2）左手持喉镜柄将喉镜片由右口角放入口腔，将喉镜片缓慢推进，可见到悬雍垂。将镜片垂直提起前进，直到会厌显露。挑起会厌以显露声门 （3）如采用弯镜片插管则将镜片置于会厌与舌根交界处（会厌谷），用力向前上方提起，使舌骨会厌韧带紧张，会厌翘起紧贴喉镜片，即显露声门。如用直镜片插管，应直接挑起会厌，声门即可显露

操作流程	实施要点
	（4）以右手拇指、示指及中指如持笔式持住导管的中、上段，由右口角进入口腔，直到导管接近喉头时再将管端移至喉镜片处，同时双目经过镜片与管壁间的狭窄间隙监视导管前进方向，准确轻巧地将导管尖端插入声门。借助导管芯插管时，当导管尖端入声门后，应拔出管芯后再将导管插入气管内。导管插入气管内的深度成人为 4～5cm，导管尖端至门齿的距离为 18～22cm
	（5）插管完成后，要确认导管已进入气管内再固定。确认方法有：①压胸部时，导管口有气流。②人工呼吸时，可见双侧胸廓对称起伏，并可听到清晰的肺泡呼吸音。③如用透明导管时，吸气时管壁清亮，呼气可见明显的"白雾"样变化。④患者如有自主呼吸，接麻醉机后可见呼吸囊随呼吸而张缩。⑤如能监测呼气末 ETCO2 则更易判断，ETCO2 图形有显示则可确认无误
	2. 经鼻腔盲探气管内插管方法：将气管导管经鼻腔在非明视条件下，插入气管内
	（1）插管时必须保留自主呼吸，可根据呼出气流的强弱来判断导管前进的方向
	（2）以 1% 丁卡因作鼻腔内表面麻醉，并滴入 3% 麻黄素使鼻腔黏膜的血管收缩，以增加鼻腔容积，并可减少出血
	（3）选用合适管径的气管导管，以右手持管插入鼻腔。在插管过程中边前进边侧耳听呼出气流的强弱，同时左手调整患者头部位置，以寻找呼出气流最强的位置
	（4）在声门张开时将导管迅速推进。导管进入声门感到推进阻力减小，呼出气流明显，有时患者有咳嗽反射，接麻醉机可见呼吸囊随患者呼吸而伸缩，表明导管插入气管内
	（5）如导管推进后呼出气流消失，为插入食管的表现。应将导管退至鼻咽部，然后将头部稍仰使导管尖端向上翘起，可对准声门利于插入
整理用物	1. 患者体位正确舒适
	2. 再核对、确认患者
	3. 整理用物
	4. 洗手，做好标识记录

知识链接

1. 插管失败的处理

（1）面罩加压呼吸；

（2）盲插管（利用导管管芯将导管弯成 L 形，用导管前端挑起会厌，以导管外口气流来判断导管前端与声门的位置关系，实行盲探插管）；

（3）通知麻醉科医生；

（4）环甲膜穿刺逆向放置硬膜外导管做引导导芯进行插管；

（5）在纤支镜引导下插管；

（6）时间许可行紧急气管切开。

2. 拔管程序

（1）拔管指征：患者神志清楚，生命体征平稳，呛咳反射恢复，咳痰有力，肌张力好即可拔出气管导管。

（2）拔管前向患者做好解释工作，备好吸氧面罩或鼻导管。

（3）吸出口腔分泌物，气管内充分吸痰，并用呼吸囊加压给氧一分钟。

（4）解除固定气管导管的寸带与胶布，置吸痰管于气管导管最深处，边拔管边吸痰，拔管后立即面罩给氧。

3. 拔管后护理

（1）观察患者有无鼻翼扇动、呼吸浅促、唇甲发绀、心率加快等缺氧及呼吸困难的临床表现。

（2）床旁备气管切开包。严重喉头水肿者，雾化吸入 20 分钟或静脉滴注地塞米松 5mg 仍无缓解者，则立即行气管切开。

参考文献

［1］穆琼，虞晓红 . 118 例急诊患者气管插管困难原因及对策［J］. 贵阳医学院学报，2011，（5）85－86.

［2］赵会明，王熙斌，阮玉山，等 . 急救气管插管预防颅脑外伤昏迷患者吸入性肺炎的对照研究［J］. 中国急救医学，2009（12）：1057－1059.

［3］宋吉贵，古妙宁，袁雨龙，等 . 纤维插管镜在困难气管插管中的应用［J］. 中华麻醉学杂志，2001.21（1）39.

［4］刘大为，等 . 实用重症医学［M］. 北京：人民卫生出版

社，2010.

[5] 宋志芳. 现代呼吸机治疗学［M.］北京：人民军医出版社，2002.

[6] 宋志芳. 实用危重病综合救治学［M］. 科学技术文献出版社，2009.

[7] 王永芳，张传坤. 人工气道的建立及管理［M］. 重症监护技术——实验指导，2014.

[8] Richard S. Irwin（美），等，主编，汤耀卿（译）Irwin & Rippe ICU 操作、技术和微创监测［M］. 上海：上海科学技术出版社，2017.

[9] 王迪芬. 现代重症医学与重症监测学［M］. 贵阳：贵州科技出版社，2016（7）64–65.

二、气管切开

（一）概念

气管切开是将颈段气管前壁切开，通过切口将适当大小的气管套插入气管，患者可以直接经气管套管进行呼吸。

（二）目的

气管切开的目的是防止或迅速解除呼吸道梗阻，确保呼吸道通畅，改善呼吸，便于分泌物从气道吸出，便于给氧及机械通气。

（三）适应证

（1）深昏迷、颅内及周围神经疾病所致的咳嗽、排痰功能减退，呼吸道分泌物黏稠潴留，使下呼吸道阻塞、肺不张等，造成肺泡通气不足；

（2）由于肺功能不全所致的呼吸功能减退或衰竭，需要进行机械通气；

（3）各种急、慢性咽喉梗阻，严重颌面，颈部外伤，以及上呼吸道外伤、异物、肿瘤、感染，中枢神经系统障碍，导致呼吸道阻塞；

（四）禁忌证

1. Ⅰ度和Ⅱ度呼吸困难；

2. 呼吸道暂时性阻塞，可缓解气管切开；

3. 有明显出血倾向时要慎重。

（五）并发症及预防

1. 心跳呼吸停止

心跳呼吸停止多因患者原发疾病严重不能耐受手术，也可因不能迅速建立通畅气道、张力性气胸、阻塞性（负压）肺水肿、给慢性二氧化碳潴留的患者吸氧或气管插管被插到软组织或支气管内引起。

预防措施：对有明确慢性二氧化碳潴留病史患者，要严密监测各项指标，术后应当给予机械通气。

2. 气胸和纵隔气肿

可由于胸膜的直接损伤，空气经过软组织界面进入胸腔或纵隔，或肺大疱破裂造成。成人气管切开术后气胸和纵隔气肿发生概率为0～4%。儿童更为常见，因为儿童胸膜顶常高于锁骨。

预防措施：应尽可能减少气管周围解剖，气管插管应在直视下看清楚再插入气管，术后常规拍胸片检查。

3. 皮下气肿

皮下气肿是术后最常见的并发症，多是由于手术分离组织过深、过多及切口缝合太紧或术中、术后激烈咳嗽，空气从气管切口逸出时被压于皮下所致。

预防措施：皮下气肿一般在24小时内停止发展，可在一周左右自行吸收，严重者立即拆除切口缝线，以利于气体逸出。手术时应防止分离组织过多，患者咳嗽严重，烦躁不安时应给予镇静药。

4. 拔管困难

手术时，若切开部位过高，损伤环状软骨，术后可引起声门下狭窄。气管切开太小，置入气管套管时将管壁压入气管，术后感染，肉芽组织增生均可造成气管狭窄，造成拔管困难。此外，插入的气管套固定型号偏大，亦不能顺利拔管。

预防措施：有个别带管时间较长患者，害怕拔管后出现呼吸困难，堵管时可能自觉呼吸不畅，应逐渐更换小号套管，最后堵管无呼吸困难时再行拔管。对拔管困难者，应认真分析原因，行X线拍片或CT检查、电子喉镜、气管镜或纤维气管镜检查，根据不同原因，酌情处理。

5. 气管食管瘘

在喉源性呼吸困难时，由于气管内呈负压状态，气管后壁及气管前壁向气管腔内突出，切开气管前壁时可损伤到后壁，较小的、时间不长的瘘孔，有时可自行愈合，瘘口较大或时间较长，上皮已长入瘘口者，只能手术修补。

预防措施：手术操作分离组织到达气管时，使用横切口由两个气管软管环间（第 2 软管环和第 3 软管环）进入气管，可以避免切割气管软管环，使气管食管瘘降至最低。

6. 伤口感染

气管切开是一个相对污染的清洁切口。院内菌株很快就会在伤口生长，通常为假单胞菌和大肠埃希菌。因为伤口是开放性的，有利于引流，所以一般不需要预防性使用抗生素。真正发生感染极少见，而且只需局部治疗。只有当出现伤口周围蜂窝织炎时才需要抗生素治疗。

7. 气管插管移位

早期插管移位或过早更换插管有引起通气障碍的危险。多层皮下筋膜、肌肉束以及气管前筋膜彼此重叠，很容易使新形成的通道消失。如果不能立即重新找到插管的通道，应马上经口气管插管。

预防措施：将气管插管两侧的胸骨板缝于皮肤上可防止插管移位。气管切开处两端气管软骨环上留置的缝线在术后早期可以保留，一旦发生插管移位，可帮助迅速找回插管通道。术后 5 ~ 7 天各层筋膜可以愈合在一起，此时更换气管插管是安全的。

8. 吞咽障碍

与气管切开有关的主要吞咽问题是误吸。机械因素和神经生理学因素都可以造成不正常吞咽。

预防措施：气管切开患者经口进食前，必须满足一些客观指标。很明显，需要患者完全清醒，可以适当地遵医嘱完成命令。患者还应当有灵敏的咳嗽和吞咽反射，足够的口腔运用能力和呼吸储备。患者这些情况最好由经过认证的语言治疗师评估。床旁评估可能仅识别出34% 高误吸风险的患者。通过喉镜直接观察患者的吞咽动作，再加上视频吞钡试验，可提高预测患者存在高误吸风险的敏感性。

（六）注意事项

1. 手术注意事项

（1）术者用右手推患者前额，使头部在换寰枕关节处极度后伸，如未张口，应用右手推下颌并用示指拨开下唇，避免喉镜置入时下唇被卷入挤伤。

（2）直喉镜片：将其置于会厌的喉面挑起会厌，以显露声门。

（3）弯后镜片：只需将其远端深入舌根与会厌面间的会厌谷，再上提喉镜，使会厌向上翘起，紧贴镜片而显露声门。

2. 术后护理注意事项

（1）将患者安置于安静、清洁、空气新鲜的病室内，室温保持在21℃，湿度保持在60％，气管套口覆盖2～4层温湿纱布，室内经常洒水或应用加湿器，定时以紫外线消毒病室内空气。

（2）手术之初患者一般采取侧卧位，以利于气管内分泌物排出；但要经常转动体位，防止压疮并使肺各部分呼吸运动不致停滞。

（3）备齐急救药品和物品。某些物品应放置床头。同号气管插管，气管扩张器，外科手术剪，止血钳，换药用具与敷料，生理盐水，吸引器，简易呼吸器，手电筒，呼吸机等都应备齐，并妥善存放，以备急需。

（4）谨防气管导管引起阻塞，阻塞原因一是气囊滑脱阻塞，二是分泌物粘结成痂阻塞，如突然发生呼吸困难、发绀、患者烦躁不安，应立即将套管气囊一起取出检查。为预防气囊滑脱，应注意将气囊扎牢固，将线头引出气管切开伤口处，并经常牵扯检查是否牢固，及时清除结痂。另外，在更换导管清洗消毒时，防止将棉球纱条遗留在导管内。

（5）及时吸痰。气管切开的患者，咳嗽排痰困难，应随时清除气道中的痰液，吸痰时要严格遵守操作流程，注意无菌观察，操作前要熟悉病情，选用粗细适宜的吸痰管，吸痰前要调整好负压，吸引负压不超过50毫米汞柱。负压过高易损伤气管内壁；过低则吸痰不净，造成反复吸痰，也会损伤气道。吸痰时动作要轻柔、迅速，在上提吸痰管时进行左右旋转式抽吸，先吸气管内分泌物然后吸口腔、鼻腔分泌物。吸痰时间过长容易引起缺氧、呼吸困难而窒息，所以每次抽吸时间不超过 15 秒，两次抽吸间隔 3～5 分钟。

（6）充分湿化。气管切开的患者失去湿化功能，容易产生气道阻塞、肺不张和继发性感染等并发症。

（7）预防局部感染。气管内套管每天取出清洁消毒 2～3 次，外套管一般在手术后一周气管切开形成窦道之后可以拔出更换消毒。气管导管的纱布应保持清洁干燥，每日更换，经常检查创口周围皮肤有无感染或湿疹。

（8）关心体贴患者，给予精神安慰。患者经气管切开术后不能发音，可采用书面交谈或动作表示，预防患者因急躁而自己将套管拔出，必要时可设法固定双手。

（七）健康教育

1. 保持通畅，固定妥当，注意滑脱，谨防气管导管引起阻塞。阻塞原因一是气囊滑脱堵塞，二是分泌物粘结成痂阻塞，如突然发生呼吸困难、发绀、患者烦躁不安，应立即将套管气囊一起取出检查。为预防气囊滑脱，应注意将气囊扎牢固，将线头引出气管切开伤口处，并经常牵扯检查是否牢固，及时清除结痂。另外，在更换导管清洗消毒时，防止将棉球纱条遗留在导管内。

2. 注意无菌操作，防止感染。气管内套管每天取出清洁消毒 2～3 次，外套管一般在手术后 1 周气管切口形成窦道之后可拔出更换消毒。气管导管的纱布应保持清洁干燥，每日更换。经常检查创口周围皮肤有无感染或湿疹。导管先用 0.5% 新洁尔灭浸泡，然后煮沸消毒，用清水冲洗后煮沸消毒即可使用。

3. 注意室内的空气湿度。将患者安置于安静、清洁、空气新鲜的病室内，室温保持在 21℃，湿度保持在 60%，气管套口覆盖 2～4 层温湿纱布，室内经常洒水或应用加湿器，定时以紫外线消毒室内空气。

4. 取适宜体位。手术之初患者一般采取侧卧位，以利于气管内分泌物排出。但要经常转动体位，防止压疮并使肺各部分呼吸运动不致停滞。

5. 备齐急救药品和物品。某些物品应置床头，同号气管套管，气管扩张器，外科手术剪，止血钳，换药用具与敷料，生理盐水和饱和重碳酸钠液，导尿包，吸引器，氧化气筒，呼吸机，手电筒等都应备齐，并妥善存放，以备急需。

6. 及时吸痰。气管切开的患者，咳嗽排痰困难，应随时清除气道中的痰液，吸痰时要严格遵守操作流程，注意无菌观察。

7. 充分湿化。气管切开的患者失去湿化功能，容易产生气道阻塞、肺不张和继发性感染等并发症。常采用下列方法湿化。

（1）间歇湿化：生理盐水 500ml 加庆大霉素 12 万单位，每次吸痰后缓慢注入气管 2～5ml，每日总量约 200ml，也可间断使用蒸气吸入器、雾化器做湿化。

（2）持续湿化法：以输液方式将湿化液通过头皮针缓慢滴入气管内，滴速控制在每分钟 4～6 滴，每昼夜不少于 200ml，湿化液中可根据需要加入抗生素或其他药物。

8. 关心体贴患者，给予精神安慰。患者经气管切开术后不能发音，可采用书面交谈或动作表示，预防患者因急躁而自己将套管拔出，必要时可设法固定双手

（八）气管切开操作流程

操作流程	实施要点
操作前准备	（1）患者准备：核对患者，向患者及家属说明插管的目的及可能发生的意外，争取其同意配合，并签名。若患者烦躁可给予约束带约束或使用镇静剂。做好普鲁卡因皮试
	（2）环境准备：关闭门窗，调节室温，多人间病房屏风遮挡，单人间病房布帘遮挡。单人间的患者在整个操作过程中应使用床边空气消毒剂，有条件者可到手术室进行
	（3）用物准备：气管切开包、无菌手套、孔巾、普鲁卡因或利多卡因一支、消毒液、棉球、凡士林纱布、消毒同型号气管内外套管两套、消毒方盘内装无菌持物钳一把、绳子长短一根、弯盘三个、止血钳两个、镊子一个、线剪一个、盐水一瓶、手术照明灯、吸引器装置、氧气装置、呼吸机、床旁备好抢救用品

续表

操作流程	实施要点
操作步骤	（1）患者取仰卧位，肩下垫一薄枕，头部固定于正中位，使喉结和胸骨切迹保持一直线（病情危重不能平卧者可取半卧位，头向后仰），常规消毒 （2）于靠近患者手术位置打开气管切开包，将气管套管及气囊放进气管切开包内，医生戴手套，铺无菌孔巾，递普鲁卡因或利多卡因做浸润麻醉 （3）护士戴口罩、准备气管套管（外套管套上气囊，内管插入管芯） （4）医生切开皮肤，分离皮下组织，分离舌下肌群，将甲状腺部向上推开，暴露气管，切开气管的第3、4或4、5软骨环，撑开气管口 （5）护士递气管套管，医生插入气管套管，拔除管芯，护士递内套管，医生插入内套管并用外套管的固定扣锁紧内套管，缝合切口上端 （6）护士协助将外套管的带子固定在颈部的一侧，切口及套管周围覆盖凡士林纱布及无菌纱布，气囊充气5~7ml，测量气囊内压力 （7）吸净呼吸道分泌物，如需机械通气治疗，将气管与呼吸机连接

知识链接

气管切开配合技术

操作流程	实施要点
评估	1. 核对、确认患者，并做自我介绍 2. 向患者或家属作好解释工作，说明气管切开的目的，要向患者及家属交代做气管切开的必要性和可能发生的意外，使患者及家属有心理准备，并在手术知情同意书上签字 3. 要正确评估患者呼吸困难程度、对气管切开知识了解程度，对意识清醒患者要做好心理护理，耐心解答患者提出的问题，鼓励及指导其配合
环境准备	环境要安静、清洁，注意调节室内温度，减少人员流动，要遮挡患者，劝说患者家属离开操作区域
护士准备	1. 按无菌操作要求，穿工作服，戴帽子、口罩，洗手 2. 气管切开包、手套、型号合适的气管套管、2%利多卡因1支、棉签、消毒液、吸引器、吸痰管、无菌生理盐水、监护仪、便携式无影灯、必要时备抢救药物
查对用物	均符合使用要求

续表

操作流程	实施要点
操作前 准备	1. 携用物至床旁，核对、确认患者，了解患者合作情况 2. 协助患者取去枕仰卧位，脱去患者上衣，充分暴露手术视野，取下床头板，肩下垫软枕 3. 将无影灯置于床头，准备抢救车，协助医生准备用物 4. 观察患者生命体征，如呼吸、循环功能、氧合情况等 5. 遵医嘱适当约束患者，并遵医嘱给予镇静药，备胶布于可取处 6. 遵医嘱给予气道内及口、鼻、咽腔充分吸痰，保证无菌操作
操作步骤	1. 打开气切包，协助术者进行皮肤消毒 2. 术中观察患者生命体征及血氧饱和度变化。若出现异常情况及时通知医生，并遵医嘱给予相应处理，及时准确记录 3. 气管切开套管插入后，立即给予吸痰，以确定导管是否通畅，并清理气道内分泌物 4. 协助术者用固定带固定气管切开套管 5. 连接呼吸机给予100％纯氧吸入2分钟 6. 将听诊器递给术者听诊肺部呼吸音 7. 用气囊压力表检测气囊压力 8. 观察气道压力及患者各项检测指标，遵医嘱实施护理措施 9. 协助完成气管切开伤口换药
整理	1. 协助患者采取舒适体位 2. 再次核对、确认患者 3. 整理床单位及用物 4. 洗手，做好标识记录

参考文献

［1］刘英，李月．气管切开患者的护理体会［J］．中华医药导报，2006，8（23）：44.

［2］王瑶．重症颅脑损伤气管切开的护理［J］．中华护士杂志，2008，18（144）：38.

［3］谢晓霞．气管切开术后呼吸道护理进展［J］．实用护理杂志，1999，15（9）：13－15.

［4］蒋冬梅，唐春炫．ICU护士必读［M］．长沙：湖南科学技术

出版社，2003.

三、VSD 引流管

（一）概念

负压封闭引流技术（vacuum sealing drainage，VSD）是指用聚乙烯酒精水化海藻盐泡沫辅料来填塞机体皮肤，或软组织缺损、感染、坏死后形成的创面和腔隙，充当创面与引流管之间的中介，将传统的点状引流变为面状引流，以生物半透膜为全密封材料，覆盖封闭整个创面，同时将引流管与负压源连接，使整个与 VSD 辅料相接触的创面处于一个全表面封闭负压引流状态。

（二）目的

促进软组织缺损、感染、坏死后形成的创面和腔隙内的渗液、坏死组织及时排出体外，隔绝创面与外环境之间的感染机会，加快创面的肉芽组织均匀整齐地生长，敛合创面与腔隙。

（三）适应证

（1）开放性骨折；

（2）各类皮肤、软组织缺损；

（3）肌腱、骨外露；

（4）各类组织瓣转移术前准备；

（5）撕脱伤、脱套伤；

（6）植皮及植皮区保护；

（7）慢性骨髓炎；

（8）截肢术后；

（9）挤压综合征；

（10）骨筋膜室综合征；

（11）火气冲击伤、爆炸伤、烧伤；

（12）压疮、糖尿病足。

（四）禁忌证

（1）活动性出血；

（2）癌性溃疡；

（3）"凝血功能障碍"；

注意：气性坏疽、厌氧菌感染慎用。

（五）并发症及预防

1. 创面填充辅料干结变硬

辅料干结变硬会导致引流效果差。

预防措施：使用期间应经常加强巡视，视察、触摸创面填充辅料，及时发现。辅料干结变硬可由密封不严、漏气导致辅料脱醇或创面渗液被吸净后所致。处理时，必须在确保无菌的情况下才能从引流管中缓慢逆行注入适量生理盐水，浸泡辅料使其重新变软，然后再次接通负压。若引流管中已无引流物持续流动，封闭半透膜也无鼓胀，此时可以不做处理，一般也不会影响 VSD 治疗的效果。

2. 腔隙填塞时填充敷料残留

创面敷料填充后需更换或决定停止使用 VSD，改行二期缝合或其他操作时需小心取出全部填充辅料，避免残留。

预防措施：对于创口小、潜行腔隙大或窦道较深的部位要认真检查，避免因牵拉等原因导致小块辅料遗留在创腔内，影响愈合。因此，在敷料辅设时，建议勿将其修剪成小块碎片填充到伤口缝隙中。

3. 引流管堵塞

引流管堵塞表现为封闭半透膜鼓胀看不见管形。引流管被引流物堵塞时可截断负压，甚至使敷料鼓起，不见管形。

预防措施：严密观察，防止引流管堵塞。如已发生，这时建议使用导丝疏通，必要时更换管路，重新接通负压源。半透膜密封不严，负压源异常，引流管路接头处漏气，引流管被患者体重压迫、折叠也可导致类似问题，此时需要根据具体原因具体处理。

4. 出血

引流管内有大量新鲜血液被吸出时，应立即停止负压，仔细检查创面内是否有活动性出血，止血后再使用负压引流。

预防措施：为了避免出血并发症的发生，术前应在保证清创效果的前提下，尽量减少手术创伤，彻底止血，尽量减少创面渗血。术后要避免使用抗凝血药物。

5. 感染

创面消毒不彻底，无菌操作不严格，均有可能导致感染。表现为敷料内有少许坏死组织和渗液残留，甚至出现黄绿色、灰褐色等污点，有时甚至会透过半透膜散发出臭味。

预防措施：严格无菌操作。由于负压吸引的存在，一般不容易产生感染扩散，但此时还是应重新消毒，更换新的引流系统。

6. 皮肤问题

半透膜粘贴一般不会导致毛囊炎、皮炎，但使用前还应注意做好创口皮肤的清洁工作。如果发现毛囊感染、皮肤红肿等现象，应及时更换贴膜。对于皮肤菲薄或合并有病变的患者，在粘贴和揭除封闭膜时，要避免暴力撕扯导致损伤，粘贴也不应过紧，避免形成张力性水疱。

7. 薄膜封闭不佳

泡沫隆起，管形消失，薄膜周围有渗液，泡沫干结变硬。

预防措施：加强巡视，早期发现则表层覆盖泡沫，后期则需更换。

（六）注意事项

1. 保持创面持续有效的负压是引流及治疗成功的关键，也是护理的重点内容。首先要确保压力合适：–125～–450mmHg；其次，妥善固定引流管，要确保各管道通畅、紧密连接。观察护创材料是否塌陷，引流不畅可用20mm注射器向外抽吸或用0.9%生理盐水10～20ml冲洗管道，必要时予更换引流管。

2. 负压瓶的位置要低于创面，有利于引流。

3. 记录引流液的量、颜色、性质；引流瓶每天常规更换，更换前应阻断压力，夹闭近端引流管，并严格执行无菌操作。

4. 掌握负压维持时间：应选用透明的吸引瓶，并经常更换，更换吸引瓶时先用钳夹住引流管，关闭负压源，然后更换，以免引流管内的液体回流到VSD敷料内。一次负压密封引流可维持有效引流5～7天；对于组织床血供较差、面积较大的创口，如手部、足部应行VSD法1～2次，时间应在7～15天；对于大面积骨外露、肌腱外露、内植物外露，考虑到周围肉芽爬行速度，一般行VSD法3～4次，时间达

15～30 天左右；对污染比较严重的创面，如碾挫伤、散弹枪击伤、爆破伤等，一般行 VSD 术 2～3 次，时间可能长达 15～20 天；植皮后用 VSD 法加压打包，负压状态需要维持 12～15 天。

（七）健康教育指导

1. 体位护理

易压迫的部位，如背部、骶尾部应经常更换患者体位，用垫圈将其垫高、悬空，防止 VSD 敷料引流管被压迫或折叠，而阻断负压源。

2. 饮食护理

由于患者长期卧床，应鼓励患者进食高蛋白、高热量及富含维生素、粗纤维的食物。少食多餐，多饮水，以促进排泄及有效预防便秘。忌烟酒，忌辛辣等刺激性食物。

3. 心理护理

针对患者的恐惧、焦虑情绪状态进行心理疏导，加强宣教，耐心向患者介绍 VSD 相关知识，消除其恐惧感，增强治疗信心，缓解其压力，积极配合治疗。

4. 功能锻炼

指导患者循序渐进进行关节主、被动运动。指导患者进行远端关节的屈伸、旋转练习及肌肉等张收缩运动等，可促进血液循环，防止静脉血栓形成、关节僵硬和肌肉萎缩等并发症的发生。

（八）VSD 操作流程

操作流程	实施要点
核对	医嘱、患者、部位
评估	1. 患者病情、凝血功能
	2. 引流部位
	3. 护理依从性
告知	1. VSD 敷料的优点、目的、方法及费用
	2. 配合操作的方法及注意事项
准备	1. 用物：VSD 敷料，半透膜，中心负压吸引装置一套
	2. 环境：干净整洁，温湿度适宜
	3. 患者：教会患者卧位便器的使用

续表

操作流程	实施要点
实施要点	1. 摆好体位：暴露局部，尽早接上负压引流装置，调好压力为300～400mmHg 2. 保持 VSD 敷料密闭：避免牵拉局部皮肤 3. 保持管道通畅：①避免管道受压，反折，引流不畅。②避免管道牵拉，以免管道脱出 4. 观察重点：①压力为 300～400mmHg；②VSD 敷料有无塌陷；③引流管管型是否存在；④引流液的量、颜色、性质 5. 整理床单位，协助患者取舒适体位
观察记录	1. 观察患者的反应 2. 观察管道通畅情况 3. 观察负压引流的情况

知识链接

1. VSD 必备的物质条件

（1）维斯第材料：聚乙烯酒精水化泡沫，早期权威刊物"人工皮"，白色，质地柔软而富有弹性，抗张力性强，内部含有多侧孔引流管，有利于创面生成的细小坏死组织及时排出体外，该材料对人无毒性，无组织刺激性，无免疫活性，无皮肤致敏性。

（2）半透膜：半透膜特性具有"分子阀门"效应，创面中坏死组织分解的腐臭气体能够渗透到薄膜外，而不至于是创面恶臭，而薄膜外的空气、细菌不能透过这种薄膜进入创面内；同时可持续15天安全的贴膜在创面皮肤上创造健康皮肤也可以正常的"呼吸"。

（3）负压源：目前根据国内情况，我们临床中可选择中心负压吸引或者小型负压吸引机进行更换，（不可使用弹簧式负压引流）。

2. VSD 的原理

（1）全方位引流受损组织产生的毒性分解产物，减少组织对毒性产物的重吸收；

（2）半透膜的密封阻止了外部细菌进入创面，保证了创面内和皮肤的水蒸气正常透出，将开放创面变为闭合创面；

（3）可控制的全方位负压，促进了局部的血液循环，刺激组织新生。

3. VSD 的优点

（1）封闭负压引流属于一种高效的引流方法，其高效性主要体现在引流的全方位和彻底性上，可及时和彻底地将所要引流区内的脓液、渗液以及坏死组织引出体外，不会受到创腔在"低位"的限制，可充分确保骨科创面的清洁。

（2）采用医用薄膜材料进行包裹可确保引流管在较长时间内的畅通，从而保障其引流效果。

（3）封闭式负压引流可随时引出创面渗出物，降低感染创面的细菌数，消除细菌的生活环境，从而对细菌的生长和繁殖起到抑制作用，进而预防毒素吸收和感染扩散，此外封闭式负压引流还能明显促进感染创面恢复以及腔隙的闭合，对于浅表创面来说封闭式负压引流可以起到靠拢组织，减少创面面积的作用。

（4）封闭式负压引流可明显地降低抗生素使用率，预防发生院内交叉感染，缩短患者住院时间，而且该技术属于纯物理治疗方法，有效地避免了多种化学治疗所引起的毒副作用，降低药物引起的不良反应，同时也减少了患者不必要的医疗费用。

（5）护理人员的工作量明显减少，护理简单方便，特别是透性粘贴薄膜的使用有助于观察伤口或创面的恢复和愈合情况，护理人员无须为患者天天进行换药，同时患者也不必遭受频繁换药的痛苦，在极大程度上减轻了医务人员的工作压力以及患者的心理压力。

（6）该方法操作简单、易行，整个过程所要求的手术条件不高，特殊情况下可在床旁为患者实施该方法，同时经过处理伤口肉芽组织生长旺盛，便于二期手术的进行。

4. VSD 的缺点

（1）骨科创伤多发于四肢，创口四周、深浅不规则，置入材料时不易充分接触创面。部分使用了外固定装置的病例，严密封闭创面困难。为解决这一问题，可使用吸引器产生持续负压来代偿封闭不严密的不足。

（2）对于骨外露的感染创面，VSD 只是一个过渡手段，待创面感染控制、肉芽生长后还需应用其他方法覆盖创面。

（3）费用较贵。

参考文献

[1] 詹宪玲, 张威. 急诊损伤感染创面 VSD 封闭式负压引流术围手术期护理体会 [J]. 中西医结合心血管病电子杂志, 2014, 2 (5): 183.

[2] 朱玉花, 王俊波, 张全英, 等. 封闭式负压引流技术在手外伤感染创面修复治疗中的应用 [J]. 中华医院感染学杂志, 2013, 23 (9): 2109 - 2111.

[3] 张桂珍. 封闭式负压引流治疗骨科感染创面护理总结 [J]. 实用中医药杂志, 2014, 30 (7): 665 - 666.

四、心包、纵隔引流管

(一) 概念

心包: 是包在心脏外面及大血管根部的网状结构, 可分为纤维性心包和浆膜性心包两部分。

纵隔: 是左右纵隔胸膜间的全部器官、结构与结缔组织的总称。前界为胸骨, 后界为脊柱, 两侧以纵隔胸膜为界, 上方达胸廓上口, 下方至膈肌。

引流: 是指依靠吸引力或重力从体腔或伤口引出液体的行为、过程和办法。

(二) 目的

手术后需放置心包、纵隔引流管, 排出纵隔腔、心包内渗血、渗液, 预防纵隔移位, 防止造成心包填塞、引起心跳骤停等并发症, 促进术后恢复。

(三) 适应证

心脏直视术后: 室间隔缺损, 房间隔缺损, 法洛四联症, 右室双出口, 完全性房室通道, 部分性房室通道, 肺动脉狭窄, 肺动脉闭锁, 大动脉转位。

（四）禁忌证

（1）出血性疾病、严重血小板减少症及正在接受抗凝治疗者；

（2）拟穿刺部位有感染者合并菌血症或败血症者；

（3）不能很好地配合手术操作的患者；

（4）年老体衰，心、肺等重要脏器功能差，手术无恢复希望者。

（五）并发症及预防

1. 急性心包填塞

心包腔内血液积存称为血心包或心包填塞，急性心包积血达150ml 即可限制血液回流到心脏和心脏跳动，引起急性循环衰竭，进而导致心跳骤停。

预防措施：术后前 4 小时内应每 15～30 分钟挤压引流管 1 次，病情稳定后逐渐减少挤压次数。应用止血药后要特别注意挤压引流管，以防止凝血堵塞引流管。

2. 出血

如果连续 3 小时成人超过 300ml/h 无减少趋势，提示胸腔内有活动性出血。

预防措施：定时准确地记录单位时间内引流液的量、颜色，并观察有无凝血块；渗出血液较多时，应每 15～30 分钟观察记录 1 次，动态观察引流量变化。遵医嘱应用止血药或去手术室止血。

3. 脱管、堵管

脱管多因患者烦躁时自行拔除或翻身时不慎脱出。

预防措施：应用柔软的引流管，妥善固定，术前健康教育强调留置心包纵隔引流管的必要性和重要性，必要时予镇静镇痛治疗。间断挤压引流管，方法正确。根据引流液的多少决定挤压间隔时间，一般为 3～4 小时一次，挤压方法为站立在患者一侧，在距离引流口 10～15cm 处双手前后捏住引流管，左手在后折住引流管，保持密闭状态，右手在前挤压引流管，然后右手换至左手之后，折住引流管，左手重复右手之前的挤压动作，两手交替进行，频率要求较快，这样能形成气流反复冲击引路管开口，可冲开血凝块，保持引流通畅。若引流管从胸腔滑脱，立即用手堵住伤口处皮肤，消毒处理后，用凡士林纱布缝闭伤口，并协助医生做进一步处理。

4. 引流口感染

要注意引流口周围有无红肿、分泌物、皮下波动感、疼痛感，如果引流液出现浑浊或异常气味，要及时送引流液培养或伤口分泌物培养，并注意感染相关指标的监测。

预防措施：严格无菌操作，每日更换引流装置及管路密闭无菌，关注导管处伤口敷料的情况，若有渗液污染立即更换。监测患者体温变化及感染指标的变化，若有异常立即告知医生给予相应处理，加强患者及家属的宣教，注意手卫生。加强饮食宣教，增加抵抗力，抗感染。遵医嘱合理应用抗生素。

5. 气胸

胸壁疼痛，引流口周围皮肤有捻发音，严重时引流管口有进气，氧饱和度低，拍胸片可确诊。

预防措施：搬动患者或更换引流瓶时，需双重夹闭引流管，以防空气进入，保持引流密闭，防脱管。

（六）注意事项

1. 保持引流管通畅，保持管道的密闭和无菌，首先应仔细检查引流装置的密闭性，引流瓶有无破损，各衔接处是否密封，以免漏气。

2. 水封瓶平面应低于引流管胸腔出口水平 60～100cm，避免引流液倒流而造成逆行感染。

3. 瓶内倒入生理盐水 500ml，使长管浸没水中 4～6cm。

4. 预防感染：①每日更换引流装置，严格无菌操作，保持管道密闭无菌，防止逆行感染。②保持胸壁伤口处的敷料清洁干燥，切口渗血时及时通知医生。

5. 发现堵管及时报告医生，发现活动性出血报告医生并积极准备 2 次开胸止血。

（七）健康教育

1. 术前访视时和家属及患者说明留置心包纵隔引流管的必要性和重要性，术后常规留置 48～72 小时。

2. 解释引流的目的，意义，取得患者的配合；协助患者床上活动时，注意保护管路。

3. 躁动患者使用保护型约束带时签署知情同意书，详细解释约束带使用注意事项，防止拔管不良事件，必要时予以镇静镇痛。

4. 告知患者更换体位时防止引流管意外脱出或打折、受压等措施。

5. 引流液导致蛋白丢失，指导患者摄入低盐、高蛋白、富含维生素饮食，可以早期预防低蛋白血症、低钾血症及贫血，改善心脏功能，增加抵抗力。落实口腔清洁，增进患者食欲，观察口腔黏膜情况。

（八）心包、纵隔引流管操作流程

项目	操作流程
准备	1. 按规定着装、洗手、戴口罩
	2. 环境符合操作要求，用物准备齐全。用物包括引流装置、无菌生理盐水、止血钳两把、别针、胶布、安尔碘皮肤消毒剂和棉签等
	3. 评估患者病情、合作程度，检查负压吸引装置
	4. 解释，协助患者取舒适体位
连接放好引流装置	1. 认真核查，将无菌生理盐水注入水封瓶，以没入长玻璃管 3~4cm 为宜，在引流瓶上注明日期并贴好水量刻度
	2. 用两把止血钳双重夹闭引流管，注意防止导管连接处滑脱
	3. 消毒引流管接口，与负压吸引装置或水封瓶连接，观察引流是否通畅
	4. 将引流装置放于安全处，保持引流瓶低于胸腔 60~100cm，用别针将引流管妥善固定于床单上
	5. 观察引流液颜色、量和性状，贴好标识，床旁备止血钳 1 把
	6. 根据病情需要定时挤压引流管，保证挤压手法正确
整理	1. 整理床单位，协助患者取舒适体位
	2. 整理用物，分类放置
	3. 洗手，记录

知识链接

心包、纵隔引流管的护理要点

1. 观察要点

（1）定时准确地记录单位时间内引流液的量、颜色，并观察有无凝血块；渗出血液较多时，应每 15~30 分钟观察记录 1 次，动态观察引流量变化。

（2）患者术后引流液偏多，要通知医生。如果持续 3 小时成人超过 300ml/h 无减少趋势，小儿 >4ml×体重（kg）/h，且颜色鲜红，提示胸腔内有活动性出血。

（3）如果引流量偏多，以后突然减少或引流不畅，经挤压引流管无效，且伴有心率快、血压低、脉压差小、中性静脉压升高、尿量少、末梢凉、精神差者，应考虑心包压塞的可能。

（4）要注意引流口周围有无红肿、分泌物、皮下波动感、疼痛感，如果引流液出现浑浊或异常气味，要及时送引流液培养或伤口分泌物培养，并注意感染相关指标的监测。

（5）定时拍摄胸片，了解胸腔或纵隔内的渗出液潴留情况。

2. 管理要点

（1）患者入科时仔细检查心包、纵隔引流管固定缝线是否存在脱落、松解等情况，引流管是否固定牢靠，引流管长度是否合适，是否不影响翻身护理，在患者安置妥当后检查引流管是否存在扭曲、打折、引流瓶的高度是否合适。检查完毕后，引流口给予无菌剪口纱布覆盖。

（2）将心包、纵隔引流管连接一次性无菌引流瓶，引流瓶必须低于患者胸腔。引流管的长度以患者能够翻身及活动为宜，在搬动患者时不可高举瓶子，以免瓶内液体流入胸腔。

（3）应保持引流管通畅，避免受压、脱出、扭曲或打折。

（4）患者清醒后可抬高床头 15°，循环稳定后应取半卧位，鼓励患者做咳嗽、深呼吸动作，以利于呼吸及引流。

（5）术后前 4 小时内应每 15～30 分钟挤压引流管 1 次，病情稳定后逐渐减少挤压次数。应用止血药要特别注意挤压引流管，以防止凝血块堵塞。

（6）保持引流管和引流瓶的无菌，引流管近皮肤处要保持无菌，有渗出时要及时消毒、更换敷料。

（7）引流管的长波管下端应在水面下 2～5cm，使胸腔保持一定的负压。在更换引流瓶时，必须用两把止血钳将引流管夹紧，避免空气进入胸腔。

（8）心包、纵隔无积液，且引流液逐渐转为淡红色或黄色液体，每日小于 50ml 即可拔管。拔管时首先让患者深吸一口气，用力屏气将管拔出，用凡士林纱布覆盖切口。超过 48 小时拔管要给予缝合。

（9）患者心包、纵隔引流管多采用 Y 型接口，最终两根管道汇成一根主管，拔管时注意用止血钳钳夹住后拔的一根管道，不要钳夹主管，因为如不钳夹，气体有可能从先拔的一根管道进入后拔的管道，再进入胸腔。如为成年患者，可嘱其深吸气后屏气，快速拔出引流管，收紧荷包缝线，打结，伤口纱布覆盖。如为小儿患者，可不需要屏气，操作过程同上。拔管后注意患者生命体征，注意有无氧饱和度下降，如出现氧饱和度下降，需复查胸片，排除气胸可能。

参考文献

[1] 黄朝芳，王小为，陈鸣凤. 心脏术后心包纵隔引流管的观察及护理 [J]. 海南医学，2010，21（2）：132-133.

[2] 陈学銮，田丽红. 362 例小儿先天性心脏病直视手术后引流管的护理 [J]. 徐州医学院学报，2008，28（12）：864-965.

[3] 毛晓茹. 缩窄性心包炎心包剥脱术患者的围术期管理 [J]. 中国实用医刊，2010，37（9）：70-71.

[4] 张婧，黄国英. 先天性心脏病病因和预防的研究进展 [J]. 中国循证儿科杂志，2012，7（3）：231-238.

[5] 李莉，夏柳琴，朱明丽. 体外循环术后心包纵隔引流管的无缝隙管理 [J]. 护理学报，2012，19（2B）：51-53.

[6] 奉华艳. 小儿先天性心脏病心内直视术后 380 例引流管的护理 [J]. 中国误诊学杂志，2010，10（29）：7266-7267.

[7] 李常容，黄长英. 先天性心脏病术后的监护体会 [J]. 齐齐哈尔医学院学报，2013，34（6）：935-936.

[8] 巫晓莉，赵孝英. 发绀型先天性心脏病 29 例术后 ICU 护理体会 [J]. 现代医药卫生，2012，28（22）：3460-3461.

五、鼻空肠管

（一）概念

鼻肠管主要用于肠内营养，可以是任何经过食管及幽门的鼻饲管道，同时通过管道的末端所在位置进行命名，如果末端在十二指肠就叫鼻十二指肠管，如果在空肠就叫鼻空肠管。

（二）目的

通过鼻空肠管供给食物和药物，保证患者摄入足够的热能、蛋白质等多种营养素，满足其对营养和治疗的需要，促进康复。

（三）适应证

（1）胃肠道功能基本正常而存在胃排空障碍的患者：①吞咽和咀嚼困难；②意识障碍或昏迷；③短肠综合征；④消化道瘘肠道炎性疾病、急性胰腺炎；⑤高代谢状态、慢性消耗性疾病；⑥纠正及预防手术前后营养不良；⑦特殊疾病。

（2）需要通过鼻饲直接进入十二指肠或者空肠的患者。

（四）禁忌证

（1）胃肠道功能衰竭；

（2）肠梗阻、肠道缺血、肠坏死、肠穿孔；

（3）消化道活动性出血；

（4）急腹症，严重的腹胀或者腹泻间隙综合征；

（5）严重腹胀、腹泻，经一般处理无改善的患者，建议暂时停用肠内营养。

（五）并发症及预防

1. 管道脱出、移位

原因：固定不善，牵拉；患者躁动，自己将导管拔出。

预防措施：鼻空肠管妥善固定，避免牵拉拖拽，每班检查固定导管的胶布有无潮湿、脱落，及时更换；保持鼻空肠管放置深度不变并标识置管日期，检查外露长度，避免移位；躁动患者予小剂量镇静泵入；对意识清楚、比较配合的患者，做好健康宣教，告知患者管道的作用及重要性。

2. 管道堵塞

营养液的颗粒过大、浓度过高、输注速度太慢造成营养液黏附管腔；此外，药物与营养液配伍不当形成凝块也可堵塞管道。

预防措施：预防管道堵塞，营养期间每 4 小时用温开水 20～50ml 冲洗管路，禁止经鼻空肠管输入有渣溶液或者药物，如果管道堵塞，用注射器尽量把管道中残留的营养液抽吸出来，并可用胰酶或者碳酸氢钠冲洗，必要时使用导丝疏通，切勿加压冲洗管道。

3. 误吸、反流

鼻饲期间移动或姿势不当所致。

预防措施：置管尽量在空腹进行，避免呕吐物吸入；鼻饲前 30 分钟吸净痰液；输注时抬高床头 30～45°；鼻饲后，让患者取右侧卧位，头偏一侧，1 小时内勿移动患者以免发生反流；输注过程中注意观察患者有无呛咳、呼吸困难、恶心呕吐等情况，如出现上述现象应立即停止输注，并吸出口鼻腔及呼吸道的误吸物；调整鼻饲的体位使其保持于低半卧位，降低鼻饲速度和每次鼻饲的容量。

4. 腹泻

原因：长期未进食后初次鼻饲，输注速度过快、浓度过高、温度过低等。

预防措施：控制营养液的速度及浓度，可使用鼻饲泵控制泵速，20～50ml/h，观察患者对输入的营养液的反应，适应后再调节泵速为 100～200ml/h。

5. 口腔感染

患者因不经口进食，口腔分泌物减少，口腔干燥，细菌易繁殖生长。

预防措施：应加强口腔护理，预防口腔感染。口腔护理每日 2～3 次，并观察口腔黏膜变化，如发现有口腔溃疡或疑有真菌感染，用 0.5% 灭滴灵、4% 碳酸氢钠等漱口液含漱。鼻腔用温开水轻轻擦拭，每日 2 次。

（六）注意事项

1. 鼻空肠管营养的一般原则，营养液的滴注应遵循浓度从低到高、容量由少到多、速度从慢到快的原则。

2. 营养制剂选择遵循的原则：胃肠道功能完整与否是选择肠内营养制剂的金标准。消化功能受损害或吸收功能障碍者，需要简单、易吸收的配方（如水解蛋白、多肽或氨基酸等）。消化道功能完好，可选择完整蛋白质、复杂碳水化合物和较高脂肪的配方。

3. 掌握好营养液的输注速度，由于空肠容量较小，当给予的肠内营养剂量过大或输注过快时，易发生食管、胃内反流或皮肤造瘘反流。因此，经空肠鼻饲时，一般采取持续匀速泵入，首次输注速度宜慢，泵入速度由 20ml/h 逐渐递增，最终维持在 60～80ml/h。当每次鼻饲前鼻空肠管内回抽物大于 100ml 时，应停止鼻饲或减慢速度。

4. 控制营养液的温度，营养液的温度可视患者的习惯而定，一般以接近体温为宜。温度过低可造成肠黏膜微血管收缩，肠蠕动加强，引起腹痛、腹泻。温度过高可烫伤肠黏膜，甚至引起膜溃疡。输注液的温度以 37～40℃ 为宜，夏季室温下直接输注，冬季用热水袋置于管周或增温器控制温度。

5. 严格记录 24 小时出入量，患者因禁食、胃肠减压、留置导尿管，应准确记录 24 小时出入量，尤其是尿量及胃肠道分泌物的丢失量，监测水、电解质平衡情况，监测排便次数、肝肾功能、血糖、血胆固醇、甘油三酯及其他营养指标的变化，尤其监测患者血、尿淀粉酶的变化，有异常升高应立即停用肠内营养。

6. 妥善固定鼻空肠管，可将导管末端在鼻翼及同侧脸颊处行双固定，并保留足够的长度，以免活动受限，每班检查鼻空肠管的位置，测量外露部分的长度，并做好记录。嘱患者尽量卧床休息，减少活动，在活动及翻身时幅度要小，用手扶鼻空肠管，避免鼻肠管脱出。

7. 保持鼻空肠管的通畅，避免管道堵塞。管饲前必须用注射器回抽到有黄色液体，确保空肠管在空肠内，回抽时，注意回抽压力不宜过大，每次回抽前可注入少量空气，使管壁与胃黏膜分开，减少人为因素导致的损伤。管饲前后用 20～50ml 温开水冲洗管道至清亮，输注完毕后将管口封闭，每日管饲时均应冲洗鼻饲管路。

（七）健康教育

1. 向患者及家属做好空肠营养管使用相关知识的宣教，告知患者使用过程中应注意的问题。

2. 避免对管道的牵拉，在进行床下活动时要将管道固定好，注意睡觉姿势，以免牵拉管道。

3. 告知患者不能擅自向空肠管内灌注其他物质。

4. 医护人员应与患者进行主动的沟通，掌握患者的病情，了解其动向，以便对管道进行及时的固定。

5. 对于使用空肠营养管的患者应进行心理护理，告知患者进行营养支持的重要性，并告诉患者在使用中可能出现的并发症，使患者掌握该营养支持法的效果，从而能够积极配合，以顺利完成治疗。

（八）鼻空肠管操作流程

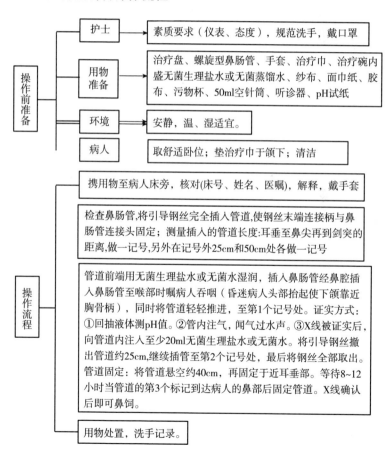

知识链接

1. 鼻空肠管的选择

选用聚氨酯材料的复尔凯螺旋型鼻肠管，其优点是管道柔软易弯曲，对鼻腔、咽喉刺激小，长时间放置患者耐受性良好，管道头部圆滑，不易损伤胃肠道黏膜，并有多个侧孔，可避免发生管腔堵塞，有利于通过幽门，并能停留在相应的位置。

2. 鼻空肠管置管方法

（1）被动等待法：床旁置管至胃，被动等待过幽门或者应用药物促进。

（2）床旁盲插置管至十二指肠和空肠。盲插法：指不借助任何辅助工具，操作者直接将鼻空肠管头端通过幽门送入十二指肠或者空肠上段的方法。清醒的患者：解释说明置管的目的、配合方法及置管时可能出现的不适，并在置管前禁食4~6小时，吸净口鼻腔分泌物；相对躁动的患者：给予心理护理；人工气道患者：充分清理呼吸道分泌物，气囊压力为25~30cmH$_2$O（1cmH$_2$O=0.098kPa）。

第一步：患者取低半卧位或者右侧卧位，将鼻空肠管前中段石蜡油充分润滑，经一侧鼻腔缓慢置入胃内，避免插入气道，并判断导管末端在胃内（同鼻胃管置管法）。回抽消化液，若PH<5提示为胃液。

第二步：向胃内注入60~100ml生理盐水，距鼻孔3~5cm处左手托肠管右手轻柔缓慢进管（随患者呼吸运动），当手中感觉稍有阻力且阻力持续保持，表示可能已通过幽门，若手中感觉稍有阻力后突然落空，继续置入阻力消失，表示可能在胃内盘曲，可将鼻空肠管退至原置管至胃内时的外露刻度，再重新置管。置管深度85~95cm在十二指肠，回抽有时见金黄色十二指肠液（PH>7），继续置管至110~120cm屈氏韧带，撤导丝，固定肠管。

（3）肠管位置判断方法：①回抽液进行测试：pH<5提示为胃液，胃液为绿色；pH>5提示为肠液，肠液为金黄色。②听：比较不同部位气过水声：左上腹闻及导管端在胃；上腹中线最响亮导管端在胃窦；右上腹音调较高，肠管过幽门在十二指肠；导管端在十二指肠远段或空肠上段，可闻及高调过水音移至左下腹。③感：回抽时阻力大。④床旁 X 线腹部平片或 CT 检查（精确）。

（4）X 线影像学设备辅助鼻肠管置管，在 X 线透视辅助下，将超滑导丝送至要求部位，随时将鼻肠管沿超滑导丝推送至导丝间端。

（5）内镜下经异物钳辅助直接置入鼻肠管，在内镜直视下，操作者向患者胃内放入活检钳，用活检钳夹住鼻肠管前端送达至所需置管位置。

参考文献

[1] 李明艳. 对生理盐水前导后冲静脉注射法在白血病患者化疗中的应用一文的商榷 [J]. 山西护理杂志，1998，4（12）：185.

[2] 何美云，黎细桃，夏争鸣. 肝素钠液外敷预防化疗性静脉炎的护理研究 [J]. 时珍国医国药，2005，16（7）：679.

[3] 谢怡. 安全护理模式在儿科重症监护病房机械通气鼻饲患儿中的应用 [J]. 现代医药卫生，2014，（16）：115－116.

[4] 倪元红，司婷，彭南海. 危重症患者肠内营养支持治疗并发症的护理 [J]. 肠外与肠内营养，2013，（05）：65－66，69.

[5] 刘立芳，贺雪. 重症急性胰腺炎患者鼻空肠管堵管的循证护理 [J]. 护理学杂志，2011，（23）：57－58.

[6] 金美娟，杨爱云，李冬江，等. 护理部在医院感染管理中的作用 [J]. 中华医院感染学杂志，2003，130（12）：1152.

[7] 梁桂珍，朱刚，廖珊，等. 冲管方式在肠内营养管饲中预防堵管的研究 [J]. 肠外与肠内营养，2013，（3）：32－34.

[8] 肖秋梅，胡红英，吕霞，等. 鼻饲肠内营养老年患者预防堵管的循证护理 [J]. 护理研究，2014，28（5）：1810－1812.

六、空肠造瘘管

（一）概念

空肠造瘘术主要用于进行肠内营养及肠道减压。它是肠内营养的重要手段之一，将营养物质直接送到小肠，属于一种暂时性的部分造瘘术，多用于插管式造瘘。

（二）目的

对各种原因导致长期无法进食的患者起到维持生命、改善其全身营养状况的作用。

（三）适应证

1. 幽门梗阻、十二指肠瘘、胃肠吻合口瘘、营养不良者；

2. 食管狭窄、不能进食、全身营养不良且不能用手术解除者；

3. 胰头、壶腹癌致梗阻性黄疸、无法施行切除术、行胆道内引流术又无条件时，胆汁可经胆道外引流，再自空肠造瘘返入肠腔者；

4. 急性重型胰腺炎术后估计短期内不能进食，可经空肠造瘘补充营养者。

（四）禁忌证

1. 麻痹性和机械性肠梗阻者；

2. 消化道活动性出血及休克者；

3. 严重腹泻、顽固性呕吐和严重吸收不良综合征者慎用。

（五）并发症及预防

1. 脱管、堵管

该并发症的原因主要有：①患者烦躁或上下床不慎将造瘘管拔出或脱落；②肠内营养液黏稠或注入药品未研碎；③冲洗不够。

预防措施：①妥善固定造瘘管；②在造瘘管进入腹壁处作标记，以识别是否移位，保证造瘘管不受压、扭曲、折叠；③每次输注前后均用生理盐水 30～50ml 冲洗造瘘管，输注时间 6～8 小时后，中途冲洗一次；④通过造瘘管加注药物时要研碎伴随液体注入，尽量使用液体药物，且注药前后也要使用生理盐水冲洗管道，防止堵管。

2. 造瘘口旁感染或渗漏

如术后造瘘处出现局部发红、肿胀、压痛，患者有发热或白细胞增高，要高度怀疑皮肤感染，与创面不清洁、无菌观念不强有关。

预防措施：①加强伤口护理，注意无菌操作，保持切口清洁干燥。

②必要时可使用抗生素，同时注意监测体温。局部换药时，用凡士林纱布覆盖，并涂敷氧化锌软膏。③加强皮肤清洁的护理，调整皮肤垫盘或快速夹的松紧度。

3. 腹胀、腹痛

多继发于肠蠕动性改变、肠梗阻、粪便嵌塞和食物酵解。腹胀的原因：①滴入速度过快，短时间内输入过多导致肠内负荷过重，刺激腹壁神经丛可导致腹胀；②卧床时间长，肠蠕动减慢引起。

预防措施：观察腹胀变化，听取患者主诉，听诊肠鸣音情况，适当热敷，变换体位。鼓励患者多活动，促进肠蠕动。

4. 腹痛

由于营养液直接进入空肠，刺激肠道引起肠痉挛产生腹痛，或是滴入速度过快导致。

预防措施：分析出现腹痛的原因，适当减慢速度或停止滴入，给予热敷，必要时应用解痉剂，腹痛缓解后逐渐恢复滴入。

5. 腹泻

原因：①营养液被微生物污染；②肠腔渗透压升高；③营养液放置时间过长；④营养液温度过低；⑤滴注速度太快；⑥不耐受乳糖或糖类的吸收不良；⑦血浆白蛋白浓度过低；⑧术中化疗药物的使用；⑨长期应用抗生素导致菌群失调，输入营养液浓度过高导致肠内呈高渗状态；⑩其他引起腹泻的疾病。肠坏死、肠梗阻是空肠造瘘的严重并发症，诊断困难且预后较差，确诊后需立即剖腹探查并行坏死小肠切除术。

预防措施：①积极鼓励并指导患者加强病室内活动以促进肠蠕动功能的恢复，并观察肠鸣音的恢复情况。②对腹泻患者留置标本，告知医师予以送检。③应用含有纤维配方液如瑞先、瑞能等。④滴注营养液遵循浓度由低至高；速度由慢至快，必要时予以用恒流泵、加温器。⑤每日更换输注导管及营养液容器，瓶装开启 8 小时内使用，冰箱内保存不得超过 24 小时。⑥纠正低蛋白血症，尽量使血清白蛋白高于 30g/L，防止肠黏膜水肿及萎缩。⑦注重水、电解质紊乱的纠正，防止低钠。⑧不耐受乳糖的患者尽量使用不含乳糖配方的瑞素、瑞高等。⑨合理使用抗生素，防止滥用抗生素引起的肠道菌群失调及假膜性肠炎；⑩必要时改为肠外营养直至肠内营养能耐受时。

6. 恶心、呕吐

原因：①胃肠道功能恢复较差，胃肠道功能存在障碍。②滴注营养液速度过快。③自行配制的营养液中脂肪成分较高；肠道水分补充欠少。④不耐受乳糖。⑤患者的体位处于过平卧位。

预防措施：①分析胃肠蠕动功能障碍原因，参与医护病案讨论，予以腹部理疗，加用促进胃肠动力的药物。②滴注营养液遵循浓度由低至高，速度由慢至快，必要时予以用恒流泵控制；营养液的温度视季节情况调整，必要时可使用恒温装置。③尽量使用等渗配方制剂（液）。④床头抬高 30°～45°或取半坐位。

7. 导管尖端移位及阻塞

主要是由经皮内镜下空肠造瘘术（PEJ）导管长而细，不易固定，加之患者出现恶心、呕吐等原因所致；也可由输注完后未及时冲管所致；亦可因自配的食物未充分混匀或药片未完全碾碎、颗粒过大而导致。

预防措施：经 PEJ 导管肠内混悬剂前后均用 30～50ml 温开水冲洗以防止导管阻塞。导管不用时，冲洗后封堵导管外口。如出现阻塞时可用生理盐水冲洗或用细管、导丝插入堵塞的造瘘管中进行疏通，如不能疏通时则应及时更换。

8. 造瘘管周围皮肤湿疹

在观察的患者中发现造瘘管周围皮肤湿疹发生率为 2.30%。主要原因：①肠内压力高或滴速过快，可使营养液沿造瘘管从造瘘口溢出；②伤口感染性液体侵袭。

预防措施：①勤更换造瘘口周围敷料，保持局部的清洁干燥。②可以用氧化锌软膏、氟轻松软膏、炉甘石洗剂涂敷患处，予以保护皮肤，经过处理多能痊愈。

9. 代谢紊乱

长期使用肠内营养者，部分肠内营养制剂中的碳水化合物或脂肪含量高，有糖尿病或高脂血症的患者会引起脂肪和糖代谢紊乱。

预防措施：监测血糖及血、尿、电解质变化，维持电解质平衡，准确记录出入量。患者易出现低血糖，有些患者不耐受高糖则会引发高血糖，故需对糖代谢情况予以观察。如出现代谢紊乱，及时处理。

（六）注意事项

1. 造瘘管采用内垫和外垫固定，应注意观察造瘘管皮肤外垫固定和旋钮的刻度，瘘管固定不宜过松或过紧。如固定过紧，易引起患者疼痛不适、发生组织缺血坏死形成溃疡，引起内垫综合征；若固定过松则易导致切口处渗漏而致炎症，造瘘管还可在窦道未形成之前脱落而导致腹膜炎的发生。造瘘管周围的皮肤应保持清洁干燥，注意有无红、肿、热、痛以及内容物渗漏，清洁造瘘管周围皮肤 2 次/d。

2. 造瘘管是完成空肠营养管的重要途径，防止造瘘管的扭曲、变形、脱落、断裂，并保持其完整性、通畅性、稳定性是该项护理的重点。注意患者术后返回病房时要用无菌敷料包扎好，并妥善置于腹带内或固定于腹壁。

3. 因管饲时患者缺乏食物对口腔腺体的刺激，食物唾液条件反射减弱，胃肠道分泌及蠕动功能亦减弱，为此可行口香糖的咀嚼，让患者获得食物刺激的感觉，增强生活信心，促进营养的消化、吸收，但同时为了防止牙龈及口腔黏膜的感染、溃疡形成，应该加强口腔的护理，予以生理盐水或 0.5% 过氧化氢漱口或擦拭。

4. 保证营养液及输注用具清洁无菌，营养液要在无菌环境下配制。输注营养液时要注意营养液的浓度、温度、输注速度、剂量，输注的营养液悬挂时间一般不超过 8 小时。加热输注管时，温度宜控制在 37.0℃左右。使用前后均严格冲洗管路，强调输注导管及营养液容器应该每日更换一次；在输注过程中严密观察呼吸、脉搏、血压、体温变化，有无腹痛、腹胀、恶心、呕吐等情况；监测血糖每周 2～3 次，水、电解质每周 1～2 次，血浆白蛋白每周 1 次。

5. 当不需要经过造瘘管行肠内营养时，应予以拔出空肠造瘘管。拔管时要注意无菌操作原则，切勿使用暴力将造瘘管拉断或将部分造瘘管残留于体内。拔出造瘘管后予以使用油纱封堵皮肤引流口，并加压无菌敷料包扎。

（七）健康教育

1. 向患者或家属解释空肠造瘘管留置的必要性，使其主动配合。

2. 耐心解释空肠造瘘管是侵袭操作，患者有恐惧感、抑郁感，同时患者肠内营养的进行也是对习惯性进食途径的改变，患者的心理容易产生失落感、焦虑感，甚至有悲观、厌世轻生的念头。应予以充分的护患沟通、讲解、交流，让患者充分了解肠内营养的重要性，增强安全感、责任感，甚至让患者积极参与。

3. 向患者或家属讲解空肠造瘘管的一般注意事项、发生不良反应的观察及简单的处理方法。

4. 鼓励患者早期离床活动，促进肺部清除分泌物和肺扩张，改善全身血液循环，有利于伤口愈合，减少下肢静脉形成血栓，促进肠道蠕动。活动时注意采取一定的安全保护措施，固定好引流管，防止牵拉，采取有效止痛措施，协助患者活动，防止跌倒。

（八）空肠造瘘管输注肠内营养液的操作流程

操作流程	实施要点
评估	1. 核对、确认患者，并做自我介绍 2. 解释输注肠内营养液的目的，指导配合方法 3. 评估患者病情：①询问患者身体状况，了解患者既往史；②评估造瘘管周围皮肤状况；③了解患者有无麻痹性和机械性肠梗阻、消化道活动性出血及休克、严重腹泻、顽固性呕吐和严重吸收不良综合征等
环境准备	病房保持整洁、安静、安全、舒适，符合治疗要求
护士准备	1. 修剪指甲，按七步洗手法洗手，戴口罩 2. 用物准备：一次性肠内营养管器、无菌纱布、弯盘、棉签、治疗巾、50ml注射器、治疗碗（内盛温开水或生理盐水）、听诊器、治疗卡、标识
查对用物	均符合使用要求
操作前准备	1. 携用物至床旁，核对、确认患者。向患者介绍肠内营养的优点，使其配合并有安全感 2. 协助患者取舒适体位，床头抬高30°~45°或半坐位 3. 将治疗巾铺于造瘘管下，弯盘置于方便取用处 4. 观察造瘘管状况，用棉签清洁

操作流程	实施要点
操作方法	1. 输注前用注射器抽吸温开水或生理盐水 30~50ml 冲洗造瘘管，保持造瘘管通畅
	2. 将营养液连接肠内营养管，通过重力或营养泵输入
	3. 注意滴注的剂量、速度和时间均按其推荐剂量予以进行。滴注营养液遵循浓度由低至高，速度由慢至快，必要时予以用恒流泵控制。营养液的温度视季节情况调整，必要时可使用恒温装置，以接近体温为宜
	4. 通过造瘘管加注药物时要研碎伴随液体注入，并尽量使用液体药物，且注药前后也要使用生理盐水冲洗管道，防止堵管
	5. 滴注中观察患者有无腹痛、恶心、呕吐、腹胀、发热及血糖变化、大便次数、肛门排气和造瘘管周围皮肤情况
	6. 营养液输注完后用 30~50ml 温开水或生理盐水冲洗，保持营养管通畅。如出现阻塞可用生理盐水冲洗或用细管、导丝插入堵塞的造瘘管中进行疏通，如不能疏通则及时更换
整理用物	1. 整理床单位，嘱患者活动时注意防止造瘘管拔出、扭曲
	2. 再次核对、确认患者
	3. 整理用物
	4. 洗手，做好记录

知识链接

空肠造瘘术的几种方法

1. 针刺插管空肠造瘘

该方法使用内径 2mm 导管针在空肠壁内斜向潜行穿刺以形成一个抗反流隧道并将空肠管引入肠腔，但有管腔较小，容易出现堵管的缺点。造瘘管彻底切除术，可防止患者床上翻身出现的头晕；需用少量温开水冲洗引流管；滴注营养液要跟上，每天记录出入水量；营养液保证匀速滴入，防止残渣合成非必需氨基酸。肝硬化患者给予低盐低脂饮食，防止肝性脑病的早期临床症状。严重代谢应激性出现的功能性症状。

2. 空肠切开插管

插管部位一般距 Treitz 韧带 15~20cm 处，在对系膜肠壁上作戳孔插入远端肠腔 15~20cm，然后围绕肠壁浆肌层作双重荷包缝合固定空肠造瘘管，再作 3~4cm 肠壁浆肌层缝合包埋空肠管的隧道。在切口外侧另作腹壁戳孔引出导管，将导管出口处空肠与腹膜缝合悬吊固定。最后一步主要是防止导管脱出导致管内容物流入腹腔，同时亦有利于更换空肠造瘘管。优点在于可减少反流与误吸，并可同时实行胃肠减压，因此尤其适用于十二指肠或胰腺疾病患者，以及需要长期营养支持的患者。为充分利用小肠功能并减少腹泻，插管部位以距屈氏韧带15~20cm 为宜。如患者经济条件允许，应尽量使用配套的穿刺设备。

3. 经皮内镜下空肠造瘘术（PEJ）

首先使用胃镜向胃内注气以便胃贴近腹壁，同时助手用手指在左上腹光点最亮处轻压，如有浮球感则为胃腔，辨明部位后选择穿刺点，一般为左锁骨中线上肋缘下 4~6cm 处。切一长约 5mm 的小口，使用套管穿刺针在内镜引导下刺入胃腔，然后退出穿刺针并留置套管。留置胃造瘘管成功后，在此基础上进行经皮内镜下空肠造瘘术，将空肠造瘘管经胃造瘘管插入胃内。经胃镜插入异物钳钳夹空肠造瘘管头端将之拖入空肠中，退镜后在腹壁外固定空肠造瘘管即可。术中严格执行无菌操作技术以及严密的监测。置管完毕用生理盐水 50ml 冲洗 PEJ管腔，确认通畅后手术成功。然后用缝线将 PEG/PEJ 导管固定于腹壁，同时衬以薄的开口无菌纱布，再用胶布将其固定于腹壁皮肤。术后妥善固定空肠造瘘管，松紧适宜，以防止导管牵拉引起疼痛或滑脱移位。输注中患者取 30~40°体位，营养液温度以接近体温为宜，营养液每次输注完后用 30~50ml 温开水冲洗，保持营养管通畅。对需要家庭营养支持的患者，出院前要教会家属及患者熟练掌握造瘘管的护理及注入造瘘管食物的注意事项，防止并发症的发生。

4. 透视下经皮胃空肠造瘘术（PGJ）

PGJ 是一种创伤较小的空肠造瘘术，但需在放射介入医师的协助下进行且需使用专用的器械。首先需向胃腔内注入气体使之明显扩张，然后以左侧肋弓下腹直肌外侧为穿刺点。透视下使用穿刺针垂直刺向扩张的胃腔。针入胃腔后用导丝将"T"型胃壁固定器（为一小棒，中部有一尼龙线，类似"T"）经穿刺针送入胃腔内，以适当的紧张度使"T"型小棒靠紧胃前壁并使之与腹壁相贴，并用丝线缝合在皮肤上固定。同法在相距约 2cm 处的胃的中点附近，将胃壁与腹壁固定。

在两固定点之间切一小口，钝性分离皮肤及皮下组织后穿刺针穿刺腹壁和胃前壁，插入导丝并拔去穿刺针。沿导丝扩张穿刺道后，在导丝引导下将胃空肠造瘘管经胃、十二指肠送入空肠内，并在透视下证实将其置入空肠。该术式经研究证实其并发症发生率较低。

5. 空肠双口造瘘术

在吻合口远端约 10~15cm 处提出空肠约 3cm 至腹壁外行双口造瘘。通过肠道减压，减少了胆道上行性感染的发生，术后并发症发生率明显降低。术后用弧形玻璃管或胶皮导管连接远、近端肠管，减少肠液外漏，以预防严重的水与电解质平衡失调，是挽救患者生命的重要措施。术后每日更换敷料，待患者一般情况好转后，及早手术，闭合造瘘口。

6. 腹腔镜下空肠穿刺造瘘术

该术式相对开腹行空肠造瘘术具有创伤小的特点，但较 PGJ 及 PEJ 术复杂且创伤更大。腹腔镜下采用穿刺技术完成腹壁肌层－肠壁浆肌层联合荷包缝合，于缝合环线中置入 F9 空肠造瘘管，收紧缝线，皮下打结。术后第 1 天经空肠造瘘管泵入葡萄糖氯化钠 250ml，若无渗漏、腹胀、腹泻以及腹膜炎等不良反应，术后第 2 天开始肠内营养支持，采用营养泵持续均匀泵入。术后常规加强造瘘管护理，避免使用浓稠、含颗粒状营养液，每天可用温水冲洗管腔，保持引流管通畅。

参考文献

[1] 胡凤琼. 经皮内镜下胃空肠造瘘术并发症预防及护理 [J]. 现代医药卫生，2008，24 (24)：3674-3675.

[2] 苏梅，韩晓军，苏婷. 经空肠造瘘管肠内营养的护理体会 [J]. 中国实用医药，2011，6 (13)：233-234.

[3] 罗特东，陈创奇，易小江，等. 肠造瘘术的分类、应用及其并发症 [J]. 中华临床医师杂志（电子版），2013，7 (7)：3093-3096.

[4] 肖媛媛. 经皮内镜下胃空肠造瘘术的临床观察和护理 [J]. 实用临床医药杂志（护理版），2009，5 (5)：43-44.

［5］虞燕霏，毛小英．全胃切除术后空肠造瘘管的安全护理［J］．齐齐哈尔医学院学报，2013，34（9）：1381－1382.

［6］李昆昆，马铮，谭群友，等．腹腔镜联合荷包空肠穿刺造瘘术在食管癌术后营养中的作用［J］．中国微创外科杂志，2015，15（4）：355－357.

七、膀胱造口引流管

（一）概念

膀胱造瘘是因尿道梗阻，在耻骨上膀胱作造瘘术，使尿液引流到体外，分为暂时性和永久性解决患者的排尿困难。

（二）目的

为了消除长期存在的尿路梗阻对上尿路的不利影响，或下尿路手术后确保尿路的愈合。

（三）适应证

1. 暂时性膀胱造瘘术的适应证

（1）梗阻性膀胱排空障碍所致的尿潴留，如前列腺增生症、尿道狭窄、尿道结石等，且导尿管不能插入者；

（2）阴茎和尿道损伤；

（3）泌尿道手术后确保尿路的愈合，如尿道整形、吻合手术和膀胱手术后；

（4）化脓性前列腺炎、尿道炎、尿道周围脓肿等。

2. 永久性膀胱造瘘术的适应证

（1）神经源性膀胱功能障碍，不能长期留置导尿管，或留置导尿管后反复出现睾丸炎或附睾炎者；

（2）下尿路梗阻伴尿潴留，因年老体弱及重要脏器有严重疾病不能耐受手术者；

（3）尿道肿瘤行全尿路切除术后。

（四）禁忌证

（1）膀胱空虚，术前无法使之充盈；

（2）有下腹部及盆腔手术史，穿刺膀胱估计有损伤腹腔脏器的危险；

（3）膀胱内充满血块或黏稠脓液，穿刺造瘘管周径小，不能满意引流；

（4）出血性疾病；

（5）膀胱挛缩；

（6）过于肥胖，腹壁太厚。

（五）并发症及预防

1. 感染

感染与造瘘管长期刺激、未按时更换造瘘口敷料及使用的消毒液、敷料不规范等因素有关。

预防措施：严格无菌操作是关键，造瘘管及皮肤消毒尤为重要，造瘘口周围皮肤消毒面积半径要达到15cm以上，造瘘管消毒长度10cm以上。更换造瘘管时要严格无菌操作。造瘘口每日换药，发生漏尿、浸湿或脱落则及时更换。防止逆行感染，提高抵抗力。

2. 膀胱痉挛和膀胱三角区激惹

留置造瘘管即感到持续排尿、排便欲望，30分钟后多自行缓解；或阵发性阴茎和会阴部剧痛，每次持续几分钟至数小时，原因为造瘘管蘑菇头部对膀胱三角区和膀胱后壁毗邻的直肠刺激所致。

预防措施：可轻轻调整蘑菇头部位置和深度，刺激症状消失，必要时可服用解痉药，疼痛明显时，用0.9%生理盐水＋2%利多卡因5ml，从造瘘管注入膀胱，或从造瘘管注入0.9%生理盐水500ml加山莨菪碱10ml行膀胱冲洗，以缓解疼痛。

3. 造瘘管堵塞

长期留置膀胱造瘘管，由于各种药物的解析、尿碱的沉淀、黏膜的脱落等原因，易导致造瘘管阻塞。

预防措施：临床上常规使用挤压引流管、膀胱冲洗等方法处理，或用无菌注射器向管内注射生理盐水50ml/次，并抽吸，一般即可通畅，并定期更换造瘘管。微生物繁殖和尿液沉淀是尿管堵塞的两个重要因素。因此，对于长期卧床患者，应使其勤翻身，以防止尿液沉淀形成，从而预防尿管堵塞和尿路感染。

4. 膀胱萎缩

长期留置膀胱造瘘管，长期开放尿管，持续放尿可使膀胱长期处于空虚状态，引起膀胱逼尿肌萎缩，最终形成膀胱挛缩。

预防措施：指导患者自己或家属要定时放尿，用夹子夹住造瘘管，每 2~4 小时放尿一次，以膀胱不觉胀为准。定时放尿，使膀胱内储尿量不至于太少，既可预防膀胱缩小或过度膨胀，又有利于自律或反射性膀胱的建立。白天大部分时间里将尿管夹闭，晚上则不必夹闭，以免憋尿太多使尿液从尿管旁流出或影响睡眠。对于一些终身带管患者及已经膀胱有萎缩的患者，则无须夹闭尿管，否则反而会引起尿液外渗出造瘘口。

5. 造瘘口周围皮肤炎

留置造瘘管是一项侵袭性操作，管道会对周围组织产生炎性刺激，加上体位频繁变动，管道与周围组织产生摩擦，易引起周围组织不同程度的损伤，导致炎性反应。另外，造瘘口分泌物、造瘘管包裹等物理刺激，都可产生刺激症状。

预防措施：注意保护造瘘口周围皮肤清洁，如出现潮红、湿疹时可以外涂氧化锌软膏，2 次/天。

6. 尿路结石

饮食习惯不当是导致尿路结石发生的原因之一。另外过量食用动物蛋白可增加尿钙排出和尿酸水平，还可形成草酸从尿中排出，食用过量的含草酸食物如菠菜、巧克力、豆腐及长期饮用浓茶等，均可致结石形成。

预防措施：患者应多饮水，保证尿量在 2000ml/日以上。通过尿液将尿路的细菌排除，达到"内冲洗"作用，预防尿路感染和导管表面结晶的形成。控制含草酸食物的摄入。如造瘘管内有砂石形成，可遵医嘱适当服用排石药物。

7. 血尿

血尿是常见的并发症。

预防措施：血尿常继发于血管破裂或慢性扩张的膀胱迅速解压，因此缓慢减压膀胱可降低发生血尿的风险。

（六）注意事项

1. 每日碘伏消毒造瘘口并清除分泌物，清毒面积以造瘘口为圆心，自内向外 15cm。同时，碘伏消毒引流管，方向自造瘘口向远端消毒 10cm。

2. 观察造瘘口有无红肿、粘连，分泌物的量、颜色、气味。消毒后用无菌棉垫覆盖、固定。引流管外接头固定在无菌棉垫外，位置低于造瘘口。

3. 保持膀胱造瘘管引流通畅，防止扭曲、折叠、堵塞。

4. 根据尿管材料定期更换尿管，一般 1 个月左右更换 1 次，更换过程中要严格执行无菌操作。保持个人卫生，每日温水清洁造瘘口周围皮肤，范围 25cm。

5. 每日更换引流袋，更换时用碘伏由内向外螺旋式消毒接口。保持引流袋位置低于造瘘口，防止尿液倒流。

6. 每日清洗会阴部。保持床单位及衣服的清洁，有污染及时更换。

7. 适量增加饮水量，保证饮水 > 2000ml。随时观察尿液的颜色、性质、气味。

（七）健康教育

1. 多饮水，每天饮水量不少于 2500ml，以保持足够的尿量，达到冲洗的作用。

2. 保持造瘘管口周围皮肤清洁，必要时局部涂液体敷料隔离，防止尿液浸渍引起局部皮肤破溃和感染。

3. 长期卧床的患者，应做到勤翻身，防止尿沉淀形成，从而预防造瘘管堵塞和尿路感染。

4. 出现造瘘管引流量明显减少时及时就医。

5. 造瘘管固定牢靠，防止脱落。

6. 永久性膀胱造瘘患者感染时应每天冲洗膀胱 1～2 次，每周监测尿常规，必要时行尿细菌培养。

7. 拔管前先进行夹管试验，待排尿通畅 2～3 天后方可拔除，如有排尿困难或造瘘管周围漏尿，则需延期拔管。拔管后有少量尿液漏出为暂时现象，3~5天可自愈。

8. 拔管后残留窦道可用凡士林纱条填塞，并用无菌透明敷料伤口覆盖，1~2天内可自行闭合。

9. 带管出院者

（1）解释带管出院的原因及注意事项；

（2）长期留置膀胱造瘘管应定时更换，首次更换造瘘管时间为术后3周，此后一般每隔4~6周在无菌条件下更换造瘘管1次；

（3）注意保持管口周围皮肤清洁干燥，定时到当地医院换药；

（4）注意观察尿液颜色、量和性状；

（5）应定时夹管，间歇引流尿液，以锻炼膀胱功能，防止膀胱萎缩。每周1次定时更换引流袋，注意无菌操作；

（6）指导意外拔管的紧急处理方法：为避免慌张，勿用手或衣物覆盖伤口，保持干净，立即就医。

（八）膀胱造口引流管操作流程

操作流程	实施要点
评估	1. 核对、确认患者，并做自我介绍 2. 解释使用膀胱造口引流管的目的，指导配合方法（自行胀尿或向膀胱内注入生理盐水以使膀胱足够充盈）
环境准备	保持环境整洁、安静、安全、舒适，符合治疗要求
准备	1. 修剪指甲，按七步洗手法洗手，戴口罩 2. 用物准备：TUR盆、桌单、大外活检器械、2-0/T丝线1包、LC套针1包、纱布5张、10ml注射器若干、引流袋1个、14cm×12cm有孔敷贴1张、18/20Fr金属膀胱穿刺造瘘针，分别可放置16/18Fr的双腔气囊导尿管。或者使用筋膜扩张器套件（18G穿刺针、导丝、7-16Fr筋膜扩张管）、16Fr"T"型把手撕开鞘、14Fr肾盂球囊导管
查对用物	均符合使用要求
操作前准备	1. 携用物至床旁，核对、确认患者，了解患者合作情况 2. 协助患者取仰卧位 3. 消毒皮肤，上至脐，下达大腿上1/3，两侧到腋中线 4. 反折1/4的治疗巾4张，依次覆盖穿刺部位的下侧、对侧、上侧和近侧 5. 切口上缘横铺桌单1张以覆盖头架，切口下缘纵铺桌单1张以覆盖床尾

续表

操作流程	实施要点
操作方法	1. 确定穿刺部位　在耻骨上方两横指处，或以超声定位选择合适的穿刺点并确定穿刺深度 2. 局部麻醉　用 10ml 注射器抽吸 1% 利多卡因行穿刺区域局部麻醉，向腹壁方向垂直进针，回抽无回血后注入利多卡因药液 3. 置入 18G 穿刺针　备 18G 穿刺针、导丝、10ml 注射器。超声定位并测量穿刺深度，观察穿刺路径无肠段后，将 18G 穿刺针垂直于皮肤方向进针，在超声实时观察下依次突破皮下、腹直肌前鞘后即进入膀胱。拔出穿刺针内芯后，即可见尿液引出；如无尿液引出，可用注射器连接于穿刺针上抽吸，抽出尿液即证实穿刺针进入膀胱。将导丝经穿刺针鞘置入膀胱后，拔出穿刺针鞘 4. 切开皮肤，扩张造瘘通道　用尖刀切开穿刺点处皮肤约 0.8cm，采用筋膜扩张器顺导丝放入，扩张器由小到大逐级进行通道扩张，从 7Fr 开始，每次以 2Fr 递增，扩张至 15Fr 或 16Fr 5. 留置膀胱造瘘管　备"T"型把手撕开鞘、14Fr 肾盂球囊导管、8×24 三角形 2‑0/T 丝线。沿导丝置入 16Fr"T"型把手撕开鞘，拔出内芯，经"T"型把手撕开鞘，并在导丝的引导下置入 14Fr 肾盂球囊导管。置管后撕裂并拔出剥皮鞘，拔出导丝，向肾盂球囊导管的球囊内注入 2ml（必要时可增加至 5ml）生理盐水。用三角针 2‑0/T 丝线缝合切口并妥善固定引流袋，连接引流袋，粘贴辅料后结束手术
整理用物	1. 整理床单位，嘱患者活动时注意防治引流管拔出、扭曲 2. 再次核对、确认患者 3. 整理用物 4. 洗手，做好标识记录

知识链接

持续膀胱冲洗

1. 持续膀胱冲洗的作用

持续膀胱冲洗是泌尿外科常用的治疗手段，主要用于膀胱、前列腺手术后的患者。持续膀胱冲洗是利用三通的导尿管，将溶液灌入到膀胱内，再利用虹吸原理将灌入膀胱内的液体引出来的方法。它可以达到清洁膀胱，清除膀胱内的血凝块、黏液、细菌等异物，防止血液凝固阻塞尿管，预防感染，减少并发症，促进患者康复的目的。

2. 持续膀胱冲洗操作要点

（1）进行核对，做好准备。

（2）洗手，戴口罩。

（3）将膀胱冲洗液悬挂在输液架上，将冲洗管与冲洗液连接。Y形管一头连接冲洗管，另外两头分别连接导尿管和尿袋。连接前对各个连接部进行消毒。

（4）打开冲洗管，夹闭尿袋，根据医嘱调节冲洗速度。

（5）夹闭冲洗管，打开尿袋，排出冲洗液。如此反复进行。

（6）在持续冲洗过程中，观察患者的反应及冲洗液的量及颜色。评估冲洗液入量和出量，膀胱有无憋胀感。

（7）冲洗完毕，取下冲洗管，消毒导尿管口接尿袋，妥善固定，位置低于膀胱，以利引流尿液。

（8）协助患者取舒适卧位。

3. 持续膀胱冲洗注意事项

（1）严格执行无菌操作，防止医源性感染。

（2）膀胱冲洗速度和时间：第一个24小时内因创面渗血多，冲洗速度可快至80~100滴/分钟，以防止血块凝集及阻塞引流管，保证冲洗通畅，以后速度可根据尿色而定，色深则快色浅则慢，适当调整冲洗速度，滴速在50~80滴/分钟，术后48~72小时肉眼血尿消失，可停止膀胱冲洗，一般冲洗时间为术后3~5天。

（3）膀胱冲洗液及冲洗液温度的选择：临床上常用生理盐水作膀胱冲洗液。天气寒冷时，大量明显低于体温的生理盐水持续经膀胱、尿道途径，不但会使患者出现全身发抖，体温下降，心率减慢等表现，而且容易诱发心血管疾病发作。寒冷气候时，冲洗液应加温至35℃左右，以防低温使膀胱产生刺激，引起膀胱痉挛。

（4）冲洗时，冲洗液瓶内液面距床面约60厘米，以便产生一定的压力，利于液体流入。

（5）冲洗过程应注意观察记录尿色、形状、出水量及患者自觉症状。

（6）冲洗时若患者感觉不适，应当减缓冲洗速度及量，必要时停止冲洗，密切观察，若患者感到剧痛或者引流液中有鲜血时，应当停止冲洗。前列腺切除术后随着时间的延长血尿颜色逐渐变浅，反之则说明有活动性出血，应及时通知医师处理。

（7）冲洗过程中注意观察引流管是否通畅。

参考文献

［1］董雪成，陆俊杰，陈方，等．永久性膀胱造瘘管更换及管理的标准化探讨［J］．中华全科医学，2012，10（9）：1478－1479.

［2］董海静，李华伟．永久性膀胱造瘘患者导尿管气囊前端长度对膀胱痉挛的影响［J］．中华护理杂志，2012，47（10）：880－882.

［3］张艳新．膀胱造瘘患者的心理护理［J］．现代医药卫生，2004，20（21）：2303.

［4］崔晶晶，李明玉．膀胱冲洗的问题与对策［J］．护理学杂志．2012，27（11）：56－57.

［5］陈亮．长期留置膀胱造瘘管常见问题的临床处理［J］．临床医学，2013，（3）：6－7.

［6］燕敬菊，崔福英，成凤韬．膀胱造瘘患者尿路感染的病因分析及预防对策［J］．中华实验和临床感染病杂志（电子版），2012，16（5）：451－453.

［7］玉芳莉．前列腺切除术后膀胱痉挛的护理进展［J］．当代护士（中旬刊），2014，（1）：6－8.

［8］朱秀兰．膀胱痉挛性疼痛的护理现状［J］．护理研究，2007，21（总第220）：1795－1796.

［9］邓小英，邬娜，李利香，等．不同温度膀胱冲洗液对前列腺电切术后并发症的影响［J］．湘南学院学报（医学版），2007，9（2）：59－60.

［10］潘涛，古东东．膀胱冲洗方式与预防尿路感染的临床观察［J］．现代护理，2002，8（11）：836－837.

第八节　产科管道护理

阴道引流管

（一）概念

阴道引流管是在阴道放置一引流物将腹腔、盆腔的积血积液等引流到体外的一种外引流术。

（二）目的

将手术后创面的渗血、渗夜及淋巴液引流至体外，预防淋巴囊肿的形成，避免手术区感染，并保持外阴清洁，促进患者康复。

（三）适应证

1. 产科产后出血、子宫全切术后；
2. 妇科卵巢癌、宫颈癌、子宫内膜癌等妇科手术后。

（四）禁忌证

产后、孕期、经期妇女，应避免经此途径引流。

（五）并发症及预防

1. 感染

引流液为细菌生长、繁殖提供了良好的环境，阴道引流管腔内液体为细菌提供了移行途径，细菌可以沿着阴道引流管向深部迁移，造成继发感染。

预防措施：护理操作中必须无菌操作，定期更换引流袋，重视会阴部清洁，鼓励患者多饮水，术后预防性使用抗生素。

2. 出血

经阴道引流的患者在体位变换以后，阴道可能直接排出大量积液积血。

预防措施：要注意安慰患者和家属及时更换潮湿的护理垫，保持会阴部的清洁、干燥，预防压疮的出现。

3. 阴道引流管脱出

阴道引流管脱出的原因：主要是医生在术中留置引流管时缝合固定不牢固或引流管留置时间过长，缝线松脱未及时重新缝合固；其次是医务人员对患者健康教育不足，缺乏有效的护患沟通和知识宣教，使患者及家属未掌握引流管的自我护理知识，对意识模糊、躁动患者未给予约束。

预防措施：术后妥善固定引流管，用别针将引流管固定在床单上，同时告知患者保护阴道引流管的重要性，防止变换体位时压迫、扭曲或牵拉引流管导致其脱出。

4. 阴道引流管堵塞

阴道引流管堵塞的主要原因可能是引流管折压、扭曲；血块或残渣堵塞了引流管，引流管侧孔紧贴阴道内膜堵住了引流管口。

预防措施：应经常挤压引流管，患者术后尽早活动，取半卧位，有利于引流液流出，以防引流管被凝血块、癌栓及脱落的坏死组织堵塞。

5. 会阴水肿

患者因术中淋巴结清扫影响组织液回流，术后体位及导尿管、引流管重力作用等因素，有时会出现会阴水肿。

预防措施：镁能使毛细血管扩张，从而纠正组织的缺血缺氧，促进水分吸收，改善微循环，增加新陈代谢和白细胞吞噬功能，从而达到抗感染、消肿的目的。可以用 50% 硫酸镁溶液进行会阴湿敷，待纱布干燥后取下，每日两次，效果明显。

（六）注意事项

1. 阴道引流管因为路径短、位置低，引流效果明显好于腹壁引流，但引流管容易滑脱，鼓励患者术后早期活动，经常变换体位，以促进盆腔渗液和渗血的及时排出。指导患者及家属定时挤压引流管，每次变换体位后及时查看引流管的状态，避免扭曲和打折。发现引流不畅，可轻轻转动引流管，必要时配合医生通管。

2. 严格无菌操作，保持会阴部清洁，会阴冲洗 1～2 次/天，防止感染。告知患者及家属将阴道引流袋置于会阴部平面以下，防止引流液反流造成逆行感染。及时倾倒引流液，每日更换引流袋 1 次，注意无菌操作，先消毒引流管口再连接引流袋，避免感染。

3. 对阴道引流者以丝线系扎固定于气囊导尿管上，借助于导尿管气囊和引流管自身的"T"造型防止滑脱，引流管不可扭曲、受压、折迭，患者翻身、下床、排泄时应防止引流管脱出或折断滑入腹腔。尿管拔出后，阴道引流管固定非常困难，经常会自动滑脱，脱出时应及时通知医生处理，护理人员应加强巡视病房，指导患者及家属在患者发生体位变化时严密观察以防止引流管滑脱。

4. 注意观察引流液的颜色、性状，并准确记录。短期内引出大量血性引流液，伴有心率增快、血压下降等失血休克表现，提示有活动性出血的可能。若为淡黄色清亮液体，提示泌尿系统损伤；若为脓性絮状物，提示腹腔、盆腔感染；若为粪渣，提示有肠瘘。发现异常情况及时报告医生做相应处理。

5. 记录 24 小时内引流液的量。但如果按照引流袋的刻度标准计算引流量，有可能会产生误差，进而影响病情分析。为了准确记录，可使用量杯进行测量，解决引流量不准确的问题。

6. 拔管后应注意引流液正常颜色为淡红色，后期为黄色清亮液。术后 2 ~ 5 天，引流液为 10 ~ 20ml/24h 时即可拔出引流管。拔管后仍需要保持会阴清洁，观察腹部体征，有无发热、阴道排泄、接触出血、盆腔疼痛、腰骶疼痛，如有异常及时报告医生进行处理。

（七）健康教育

1. 应向患者及其家属说明引流管的目的及注意事项。

2. 做好心理护理，减少患者的恐惧感。

3. 指导患者卧床期间的活动。

4. 告知家属如果引流液突然增多或引流管与负压引流器分离，必须及时报告工作人员。

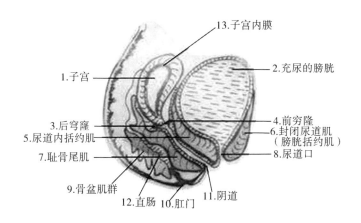

13.子宫内膜

2.充尿的膀胱

1.子宫

3.后穹窿

4.前穹隆

5.尿道内括约肌

6.封闭尿道肌
（膀胱括约肌）

7.耻骨尾肌

8.尿道口

9.骨盆肌群

11.阴道

12.直肠 10.肛门

（八）阴道引流管的操作流程

操作流程	实施要点
操作前准备	1. 整理着装，洗手，戴口罩 2. 核对医嘱本、执行单 3. 环境整洁、安静，温度适宜 4. 物品准备齐全，放置合理：引流袋、止血钳、碘伏、棉签、治疗巾、记录单、笔、医疗垃圾袋、手消液
评估解释	1. 查对床号、姓名 2. 评估患者病情，生命体征，引流管是否通畅，引流液的颜色、性质及量 3. 向患者解释护理目的，取得患者合作
操作步骤	1. 查对床号、姓名 2. 协助患者取舒适卧位 3. 引流管固定，防止滑脱，标识清楚 4. 引流袋的位置必须低于阴道平面，妥善固定 5. 定时挤捏引流管，保持引流管通畅，防止引流管打折、扭曲、受压 6. 观察引流液的颜色、性质、量，发现引流液量突然减少或增多，颜色形状改变，患者出现发热、阴道排泄、接触出血、盆腔疼痛、腰骶疼痛等异常及时报告医生 7. 准确记录24小时引流量 8. 定时更换引流袋：铺治疗巾于阴道口下方，止血钳夹住引流管的近端，出口处拧紧。一手捏住引流管，另一只手捏住引流袋自接口处分离，将旧引流袋放于医疗垃圾袋中，消毒引流管口周围，将新的引流袋与引流管连结牢固，松开止血钳。标识引流袋更换日期，将引流管固定床边 9. 再次查对 10. 整理用物，分类放置 11. 洗手，记录引流液的性质、颜色及量

续表

操作流程	实施要点
健康教育	1. 告知患者翻身及更换体位或下床活动时保护引流管的措施 2. 告知患者引流管勿打折、牵拉，避免脱出 3. 告知如有不适，立即通知医护人员
操作评价	1. 引流管通畅，无打折、扭曲 2. 操作规范、熟练 3. 无菌观念强 4. 用物按消毒原则处理

知识链接

1. 阴道引流管滑脱应急预案

①一旦阴道引流管滑脱，立即协助患者保持半卧位，不可活动。安慰患者及家属，报告经治医师或值班医师；②观察生命体征及专科症状；③协助医师采取相应的措施；④做好护理记录。

2. 阴道引流管的穿刺部位

阴道后穹窿位置最深，可穿刺或引流。阴道穹窿可分为互相连接的前部、后部和两侧部，其中以阴道后穹窿最深，并与直肠子宫凹陷紧密相邻，二者之间只隔以阴道后壁和一层腹膜。直肠子宫凹陷是腹膜腔的最低部位，腹腔内的炎性渗出液、脓液、积血等易在此留存，因此可经阴道后穹窿穿刺或引流诊断和治疗。

3. 术后放置阴道引流管已成常规

手术是妇科恶性肿瘤主要的治疗手段，而对于卵巢癌肿瘤细胞剪灭术、宫颈癌根治术等术式，由于手术范围广、创伤大、涉及盆腔诸多脏器，致术后盆腔渗液、渗血较多。如引流不畅，易形成盆腔组织粘连，导致术后慢性盆腔炎、盆腔疼痛、盆腔积液吸收不良致发热，严重者出现菌血症和败血症。

参考文献

[1] 郑明霞，何亚斯. 重症急性胰腺炎 38 例术后引流管护理[J].

齐鲁护理杂志，2009，15（18）：49－50.

［2］何玲萍，王莉萨，等. 腹腔镜胆囊切除术放置引流管的作用及护理［J］. 西南国防医药，2000，10（4）：216－218.

［3］夏海鸥，顾炜. 妇产科护理学［M］. 北京：人民卫生出版社，2001：286.

［4］张红梅. 腹腔镜下卵巢良性畸胎瘤剔除术后放置腹腔引流管的意义［J］. 苏州大学学报（医学报），2007，27（4）：664－665.

［5］李天艳. 一次性引流袋刻度标量与实际引流量偏差的研究［J］. 护理学杂志，2010，25（15）：67－68.

［6］李杨. 子宫全切术后放置 T 管引流对预后的影响［J］. 中外医学研究，2011，3（5）：36.

第四章　内科管道护理

第一节　肝病科管道护理

一、ERCP 置管

（一）概念

经内镜逆行胰导管造影是将十二指肠镜插至十二指肠乳头，由内镜活检管道插入造影导管至胆管或胰管，经造影导管注射造影剂做 X 线胰导管造影。

（二）目的

通过放置胆管支架，使堵塞的胆管恢复通畅状态，使淤积的胆汁及时排出体外，保障机体健康。

（三）适应证

（1）疑肝内外胆管结石、胆管肿瘤、胆道蛔虫；

（2）胆囊结石伴有黄疸史或 B 超检查胆总管直径 >0.8cm；

（3）胆囊结石经口服胆囊造影不显影；

（4）胆囊切除术后腹痛、黄疸原因不明；

（5）胆道各种内引流术后症状复发；

（6）阻塞性黄疸的诊断和鉴别诊断；

（7）静脉胆道造影不显影或因碘剂过敏不能行静脉胆道造影或 PTC 检查；

（8）腹痛原因长期不明；

（9）腹腔镜胆囊切除术前检查。

（四）禁忌证

（1）病毒性肝炎活动期；

（2）亚急性肝坏死合并黄疸；

（3）急性重症胰腺炎病愈初期；

（4）75 岁以上患严重心肺功能不全而无严密心电监护者；

（5）急性咽炎、扁桃体炎患者；

（6）精神病患者；

（7）青光眼、前列腺炎患者慎用 654 - 2 或阿托品类解痉剂；

（8）糖尿病患者禁用胰高血糖素做解痉剂。

（五）并发症及预防

1. 胆管炎

易诱发急性胆管炎。

预防措施：在急性胆管炎发作期，应只做鼻胆管引流而不急于造影，待度过急性期后从引流管行胆道造影；注意造影剂的灌注压力与速度，是预防胆管炎的关键。速度要慢而均匀，每分钟不超过 10ml，待三级胆管显影即停止注药，严防毛细胆管被灌注破裂。胆管直径越细，速度应越慢，反应则轻；肝门胆管狭窄者，在左肝管显影后不强调带镜显示右肝管，可于拔除窥镜后协助患者翻身呈右侧卧位，使右肝管和胆囊呈低位，利用左肝管内的造影剂显示右肝管和胆囊，是防止发生胆管炎的重要措施之一；胆总管下端狭窄并有急、慢性乳头炎者可同时行 ERCP 治疗；肝内外胆管结石患者，检查后常规输液，用抗生素两天。

2. 急性胰腺炎

行 ERCP 检查后发生的急性胰腺炎，常与注射造影剂的压力、速度及胰管内注入的次数和用量有关。

预防措施：胰管显影后约 60% 受检者的血清淀粉酶于两小时后有增高，8 小时后尿淀粉酶增高，但无腹痛，多为暂时性，可不治疗，24 小时后可恢复正常。如伴有腹痛、腹胀、发热、白细胞升高等临床症状，应按急性胰腺炎治疗。

3. 胃肠穿孔及食管憩穿孔

此类并发症的发生率虽然低，但后果严重。

预防措施：检查时应掌握：进镜时手感无阻力；胃腔少注空气；循胃肠腔前进。

4. 括约肌切开术后出血

原因：①解剖因素：胆总管及十二指肠乳头由胰十二指肠动脉的

分支十二指肠后动脉供血，该动脉主干距乳头较近，行乳头切开有可能损伤血管主干，导致较大量的出血。②疾病因素：黄疸深、凝血功能差、急性胆管炎、高血压、糖尿病、用抗凝和非甾体药物者。③技术因素：电流运用不合理、切速失控、切缘凝固不足等；④机械因素：多次取石、机械碎石取石、结石排出和切缘焦痂过早脱落。

预防措施：大部分出血可自行停止，对于持续活动性出血患者往往需要再次内镜下止血，绝大部分患者可以出血停止，极少数情况下需要手术治疗。

（六）注意事项

1. 告知患者 ERCP 术的目的、要求，介绍 ERCP 术的治疗方法、预后及注意事项。

2. 嘱患者术前一日晚餐勿食用辛辣硬食及刺激性食物，尽量选择清淡流食，晚10点后禁饮食，准备适合手术要求的衣物等。

3. 操作中嘱患者排空二便，取半俯卧位。

4. 术后禁食，卧床休息，指导患者通过做深呼吸，听音乐减轻焦虑，稳定情绪。

5. 如有留置鼻胆管，告知不可随意拉扯管道。

6. 出院后应注意休息，保持良好的饮食习惯，少量多餐，避免暴饮暴食，应行低脂、低胆固醇、高维生素饮食。

7. 每隔1周复查血淀粉酶，每隔1个月B超检查，观察肝胆系统情况。

（七）健康教育

1. 向患者或家属详细解释 ERCP 置管的特点、优越性及操作过程，使患者了解检查和治疗的必要性，消除患者的紧张、恐惧心理。

2. 重点讲解术前检查和准备的必要性及配合方法，如碘过敏试验的目的及注意事项。

3. 详细讲解操作中可能出现的不适及配合技巧，解释术前用药目的是保证操作顺利进行和减轻术中不适，使其主动配合。

4. 术后对疼痛不能耐受者，遵医嘱使用镇痛剂，同时可加床栏，防止坠床。

5. 躁动患者使用约束带时签署知情同意书，详细讲解约束带使用注意事项，防止管道脱出不良事件发生。

（八）ERCP 置管操作流程

操作流程	实施要点
评估	1. 核对、确认患者，并做自我介绍 2. 解释行 ERCP 置管的目的，指导配合方法 3. 评估患者病情：①询问患者身体状况，了解患者既往有无置管经历；②评估咽喉部状况；③了解患者有无上消化道出血史、严重的食管静脉曲张、食管梗阻，以防发生损伤；④常规检查血常规及出、凝血时间，血、尿淀粉酶，做碘过敏试验
环境准备	病房保持整洁、安静、安全、舒适，符合治疗要求
护士准备	1. 修剪指甲，按七步洗手法洗手，戴口罩 2. 用物准备：造影导管、造影剂、X 线机、十二指肠镜、ERCP 设备消毒（75% 乙醇浸泡消毒 30 ~ 60 分钟）、消毒注射器、聚氯乙烯导管、金属导丝、三通接头、冷光源、吸引器、活检钳、乳头切开刀
查对用物	均符合使用要求
操作前准备	1. 向患者及家属解释即将进行的操作，取得患者合作 2. 协助患者采取半俯卧位或左侧卧位，松领口及裤带 3. 将治疗巾铺于颌下，弯盘置于方便取用处 4. 给予患者服祛泡剂 3 ~ 5ml，用 2% 地卡因或 4% 利多卡因作喉头咽部喷雾表面麻醉，共 3 次
ERCP 置管准备	1. 聚氯乙烯导管，内径 1mm，外径 1.6mm，尖端有 3 个刻度，每个刻度 5mm，金属导丝自末端插至导管中段，以增加导管硬度，便于插管，导管末端连接三通接头 2. 窥镜活检导管用 0.5% 洗必泰液反复抽吸 3 分钟，导管用 75% 乙醇浸泡半小时以上，检查前用无菌生理盐水冲洗备用
操作方法	1. 协助患者头后仰，张口咬住牙垫，术者以左手持十二指肠镜距接物镜约 20cm 处，用右手慢慢将镜插入。当通过咽喉部时，嘱患者作吞咽动作，顺其将镜送入食管后，再进镜检查 2. 在直视下徐徐进镜，插入 45cm 左右时可充气，从而使胃腔张开，以便观察胃黏膜 3. 镜入胃腔后，可边观察边吸引，若接物镜被黏液附着影响观察时，可充气或充水。若胃内液体多，可予吸出，要间断吸引，以免误吸胃黏膜致损伤 4. 先找到胃角，经胃窦达幽门，进而插入十二指肠球部及降部 5. 找准乳头，转动患者体位，以俯卧位最常用，拉直镜身，调节角度钮，使乳头处于视野左上方，辨认及对准乳头开口，是插管成功的关键 6. 经活检孔插入导管，调节角度钮及抬钳器，使导管与乳头开口垂直，将导管插入乳头 7. 在透视下经导管缓慢地注入加温的 30% 胆影葡胺 2 ~ 3ml，在荧光屏上见到胰管或胆管显影，可缓慢继续注射造影剂至所需管道显影，注药速度以每秒 0.2 ~ 0.6ml 为宜，压力勿过大，以免造影剂引起胰管分支过度充盈及造影剂进入胰实质，引起胰泡显影，主胰管显影需 4 ~ 5ml，胆管充盈只需 10 ~ 20ml，胆囊完全显示需 40 ~ 60ml 8. 造影剂充盈胰、胆管的过程中，同时摄片，拍片 1 ~ 2 张，然后退出内镜，再行不同体位拍片，以更好地显示病变的部位

续表

操作流程	实施要点
整理用物	1. 整理床单位，嘱患者多休息，避免重体力劳动，常规应用抗生素三天，以防感染
	2. 再次核对、确认患者
	3. 整理用物
	4. 洗手，做好标识记录

知识链接

一、ERCP 置管体位

患者一般采取俯卧位或左侧卧位，十二指肠镜经口依次通过食管、胃，进入十二指肠降段，找到十二指肠乳头，此过程应尽量少注气。

二、ERCP 置管找准乳头要点

乳头的型态可呈乳头型、半球型、扁平型以及少见的钟乳型、僧帽型、分叶状、沟状。在十二指肠降部先找到十二肠口侧隆起，乳头通常位于其肛侧端，即靠缠头皱襞下方；也可以先找到小带的口侧端，沿带间沟上行可找到乳头；有时在十二指肠降部上段发现小息肉样隆起，为副乳头，其肛侧 2～3cm 常可找到乳头；此外，乳头表面常呈淡红色椭圆形隆起，有的似轻度糜烂外观，若见有胆汁溢出，即可确认。

三、胰管和胆管的选择性插管

由于胆总管和胰管通向乳头开口的方式不同，常给选择性造影带来一定困难。胆总管和胰管汇合具共同管道者占 85%，长 1～10mm 不等。此时，若临床需同时显示胰管和胆管，则插管不宜太深，插入 1～2 个刻度即可。一般第一次注入造影剂时，导管深度不能少于 5mm，如果胰、胆管共同管道长度大于 5mm，则两管同时显影。若胆管不显影，可退出 2mm 再注入造影剂。如仍不显影，可退出导管，从乳头下方向上重新插管，此时再注入造影剂，胆管即可能显影。如需选择性胰管造影，导管应从正面垂直插入乳头开口部，常可显示胰管。若需选择性胆管造影，则导管应从乳头下方沿口侧隆起皱襞的方向插入，同时借助镜头的抬举器，边插管边向上挑起导管，则易显示胆管。选择性胰管、胆管造影的插管方向相差30°左右。胆、胰管分别开口于一个乳头者，胆管常位于胰管开口的上方。若两管分别开口于各自乳头，胆管开口的乳头常稍高于胰管开口的乳头。整个插管过程中，不宜过深或用力过猛，以免损伤胰、胆管黏膜。

四、ERCP 置管后处理

胰管显影者术后两小时及次日晨应查血、尿淀粉酶，如淀粉酶大于128U（温氏法），又伴有腹痛、发热时，应按急性胰腺炎处理。胆道疾病患者检查后出现黄疸、发热，上腹部绞痛等症状时，应按急性胆道感染积极处理。每例造影后患者应于当日和次日检查血常规，对白细胞升高者，酌情使用抗生素（庆大霉素或氯霉素）。显影后4小时，X线随诊观察显影剂排空情况，遇梗阻者，酌情外科手术处理。造影后一小时，待咽喉部麻醉作用消失，方可进低脂半流质饮食2～3日。拔镜后若喉痛或声嘶，可给局部含嗽药。

参考文献

［1］许伟，冷祯文，颜惠华，等. 肝外胆道结石致急性胰腺炎手术治疗体会［J］. 中国医学装备，2014，11（S1）：341.

［2］王梦钦，石玉宝，鲁蓓. 肝外胆道结石微创手术治疗进展［J］. 河北北方学院学报（自然科学版）. 2015，31（3）：106－109.

［3］黄理，姚朝光，蓝婧，等. 消化内镜治疗胆总管结石患者的临床分析［J］. 现代消化及介入诊疗，2015，20（4）：352－353.

［4］李攀，张彦，刘四方. 经内镜逆行胰胆管造影术治疗恶性梗阻性黄疸的临床研究［J］. 现代消化及介入诊疗，2017，22（4）：

503 - 505.

［5］胡冰. ERCP 临床诊疗图解［M］. 上海：上海科学技术出版社，2010.

［6］陈雪梅，朱曲，陈海针，等. ERCP 联合 EST 术后急性胰腺炎的预防及护理［J］. 中外医疗，2008，（5）：33 - 34.

［7］万凡. ERCP 在肝胆胰疾患治疗中的护理配合［J］. 世界最新医学信息文摘，2017，17（24）：107 - 108.

二、三腔双囊管

（一）概念

三腔双囊管压迫止血是利用食管气囊及胃气囊充气后直接压迫于食管下 1/3 静脉和胃底静脉，以达到止血的目的。

（二）目的

食管胃底曲张静脉破裂出血压迫止血。

（三）适应证

适用于一般止血措施难于控制的门静脉高压症合并食管胃底静脉曲张、静脉破裂出血。其止血率约为 80%，并发症发生率为 10% ~ 20%，再出血率为 25% ~50%。

（1）经输血、补液、应用止血药物难以控制的出血；

（2）手术后、内镜下注射硬化剂或套扎术后再出血，一般止血治疗无效者；

（3）不具备紧急手术的条件；

（4）不具备紧急内镜下行硬化剂注射或套扎术的条件，或内镜下紧急止血操作失败者。

（四）禁忌证

（1）患者坚决不接受三腔双囊管压迫止血治疗；

（2）患有严重心肺疾病或神志不清；

（3）不能配合完成操作者；

（4）咽喉食管肿瘤或有手术史者；

（5）胸腹主动脉瘤者。

（五）并发症及预防

1. 呼吸道阻塞和窒息

多因牵引力过大或胃囊、食管囊牵拉喉头所致。

预防措施：留置三腔双囊管时，经胃囊开口注入空气 150～200ml，囊内压力达到 50～70mmHg 向外牵引有弹性阻力感，表明胃囊已经填压于胃底和贲门部。可以通过滑轮装置以 0.5kg 重物牵引，或者用 0.5kg 力牵引后直接用宽胶带固定在鼻孔侧下方。充气时，一定要先充胃囊，后充食管囊；放气时，要先放食管囊气体后放胃囊气体，防止胃囊破裂或放气后食管囊牵拉喉头造成呼吸道阻塞引起窒息。

2. 食管壁缺血、坏死和破裂

因三腔双囊管压迫时间过长所致。

预防措施：每隔 12～24 小时，将食管囊放气并缓解牵引 1 次，每次放气时间为 30 分钟，三腔双囊管放置时限为 72 小时，如果出血已经停止，可先排空食管囊，稍事观察无出血迹象后解除牵拉，再排空胃囊；再观察 12～24 小时，如确已止血，嘱患者吞咽 20ml 液状石蜡后，将三腔管缓慢拉出，以防压迫时间过长，导致食管黏膜缺血、缺氧、坏死。

3. 吸入性肺炎

因吸入咽喉部分泌物或反流胃液所致。

预防措施：患者置管后应侧卧或头偏向一侧，以利于吐出唾液和排出咽喉部的分泌物，防止发生吸入性肺炎。

4. 胸骨后疼痛、心律失常

因气囊压力过大所致。

预防措施：妥善固定三腔双囊管，以防管路向外移动，食管囊充气 100～150ml，囊内压力维持在 35～45mmHg，避免食管囊内的压力过高。如压力过高，可将食管囊气体释放，如果症状不见改善，先移除牵引物，移除外固定后，再将胃囊退入胃腔后放气。必要时可重新充气压迫。

5. 恶心、呃逆

原因是留置三腔管的机械性刺激。

预防措施：出血停止后，及时拔除三腔双囊管，避免留置时间过长。

（六）注意事项

1. 在呕血间歇期进行操作最佳，向清醒的患者说明操作目的，取得患者的配合。

2. 用前检查三腔管上各段长度标记是否清晰，三个腔通道的标记是否正确和易于辨认，各管腔是否通畅，气囊是否漏气，气囊膨胀是否均匀。精确测量各囊最大注气量。

3. 置管时操作宜缓慢，切忌快而粗暴。患者头偏向一侧并开通负压吸引器，随时吸出患者的呕吐物，防止反流引起窒息和吸入性肺炎。

4. 囊内压力不足和牵引不当是导致治疗失败的常见原因。胃囊充气量必须足够，以使胃囊充分膨胀，防止在向外牵引三腔管时因胃囊过小而滑过贲门进入食管。置管期间要严密观察气囊有无漏气和滑出，定时用水银血压计测定囊内压力。

5. 患者一旦出现极度呼吸困难、烦躁不安甚至窒息时，应注意是否为胃囊滑脱进入食管压迫气管所致。应立即解除牵引，抽出囊内气体或剪断三腔管自动排出气体。

6. 三腔双囊管一般放置不超过 3～5 天，否则食管和胃黏膜可因受压过久而发生缺血、溃烂、坏死和穿孔。每隔 12 小时应将气囊放空 10～20 分钟，如果出血继续可以再充气压迫。放空胃囊前切记先解除牵引。

7. 经三腔双囊管压迫止血后再出血发生率较高，应尽早选用其他确定性的止血措施防止再出血。拔除三腔管后仍应禁食观察，然后逐步由流食、半流食过渡到软食。

（七）健康教育

1. 向患者及家属说明留置三腔双囊管的重要性，可能会出现的不适症状，如：咽喉部异物感、胸部的压迫感以及鼻部的疼痛等，消除患者的紧张、恐惧心理。

2. 向患者及家属讲解鼻饲的一般注意事项、发生不良反应的观察及简单的处理办法。

3. 躁动患者使用约束带时签署知情同意书，详细讲解约束带使用注意事项，防止胃管拔除不良事件发生。

（八）留置三腔双囊管操作流程

操作流程	实施要点
评估	1. 核对、确认患者，并做自我介绍 2. 解释留置三腔双囊管的目的，指导配合方法 3. 评估患者病情：①询问患者身体状况，了解患者既往有无插管经历；②评估鼻腔状况；③评估患者上消化道出血情况
环境准备	病房保持整洁、安静、安全、舒适，符合治疗要求
护士准备	1. 修剪指甲，按七步洗手法洗手、戴口罩 2. 用物准备：一次性三腔双囊管、石蜡油、无菌纱布、弯盘、棉签、治疗巾、50ml 注射器、治疗碗、血压计、止血钳、沙袋、滑车牵引固定架、标识
查对用物	均符合使用要求
操作前准备	1. 携用物至床旁、核对、确认患者，了解患者合作情况 2. 协助患者斜坡卧位，头颈部自然伸直 3. 检查气囊是否漏气，管腔是否通畅，分别标记三个腔的通道 4. 将治疗巾铺于颌下，弯盘置于方便取用处 5. 观察鼻腔、选择通畅无疾患的一侧用棉签清洁
三腔两囊管准备	1. 取出三腔双囊管，测量插入长度做好标记，成人插入长度为 65cm 2. 将少许石蜡油倒在纱布上润滑三腔双囊管前端（10～20cm）
操作方法	1. 左手持纱布托住胃管，右手持镊子夹住胃管沿选定的一侧鼻孔缓缓插入。插入至咽喉部（14～8cm）时嘱患者做吞咽动作，随即快速将三腔双囊管插入测定长度（65cm） 2. 向胃囊内注气 150～200ml，使胃囊膨胀，将开口弯曲后，用止血钳夹紧，用沙袋通过滑车装置牵引三腔管，并固定于床架上 3. 用注射器向食管囊注气 100～150ml，压迫食管下 1/3，将开口反折，用止血钳夹紧 4. 用血压计测定气囊内压力，一般胃囊为 50mmHg，食管囊为 30～40mmHg，为补充测压后外逸气体，可在测压后补注空气 5ml

续表

操作流程	实施要点
整理用物	1. 整理床单位，嘱患者活动时注意防止三腔管拔出、扭曲，禁饮禁食和停止口服药物 2. 再次核对、确认患者 3. 整理用物 4. 洗手，做好标识记录

知识链接

一、三腔双囊管插管方法

将三腔管从患者鼻腔送入，达咽部时嘱患者吞咽，使三腔管顺利送入至 65cm 标记处，如能由胃管腔抽出胃内容物，表示管端已至幽门。

二、确定三腔双囊管位置

用注射器先向胃气囊注入空气 250～300ml（囊内压 5.33～6.67kPa，即 40～50mmHg），使胃气囊充气，用血管钳将此管腔钳住，然后将三腔管向外牵拉，感觉有中等度弹性阻力时，表示胃气囊已压于胃底部。再以 0.5kg 重砂袋通过滑车持续牵引三腔管，以达到充分压迫之目的。认真检查三腔双囊管气囊有无松脱、漏气，充气后膨胀是否均匀，通向食管囊、胃囊和胃腔的管道是否通畅。找到管壁上 45、60、65cm 三处的标记及三腔通道的外口。

三、三腔双囊管止血后处理

压迫止血后，定时由胃管内抽吸胃内容物，观察有无继续出血，并用冰盐水洗胃，以减少氨的吸收和使血管收缩减少出血，并可自胃管进行鼻饲和有关治疗。经观察仍未能压迫止血者，再向食管囊内注入空气 100～200ml（囊内压 4～5.33kPa，即 30～40mmHg），然后钳住此管腔，以直接压迫食管下段的曲张静脉。

四、三腔双囊管拔管时间

首次胃囊充气压迫可持续 24 小时，24 小时后必须减压 15～30 分钟。减压前先服石蜡油 20ml，10 分钟后，将管向内略送入，使气囊与胃底黏膜分离，然后去除止血钳，让气囊逐渐缓慢自行放气，抽吸胃管观察是否有活动出血，一旦发现活动出血，立即再行充气压迫。如无活动出血，30 分钟后仍需再度充气压迫 12 小时，再喝石蜡油、放气减压，留管观察 24 小时，如无出血，即可拔管。拔管前必须先喝石蜡油 20ml，以防胃黏膜与气囊粘连，并将气囊内气体抽净，然后才能缓缓拔出。

参考文献

[1] 潘明霞，张思泉，叶卫江，等．三腔双囊管治疗食管胃底曲张静脉破裂出血并发肺炎临床观察［J］．中国医刊，2010，45（11）：43－44．

[2] 赵丽芳，路伟，薛晶，等．生长抑素联合三腔双囊管治疗肝硬化并食管胃底静脉曲张破裂出血的疗效分析［J］．河北医学，2017，23（11）：1836－1839．

[3] 黄汝明，黄春景，黄秋菊．三腔双囊管的置管方法探讨［J］．齐齐哈尔医学院学报，2015，36（21）：3182－3183．

[4] 方建梅，姚海欣，吴福连．经皮冠状动脉介入术后并发上消化道出血的临床护理效果［J］．世界华人消化杂志，2015，23（9）：1469－1472．

第二节　消化科管道护理

鼻胆引流管

（一）概念

内镜下鼻胆管引流术（ ENBD）是在诊断性逆行胆管造影（ER-

CP）技术的基础上建立起来的，是较为常用的内镜胆道引流方法。它采用一细长的塑料管在内镜下经十二指肠乳头插入胆管中，另一端经十二指肠、胃、食管、咽等从鼻孔引出体外，建立胆汁的体外引流途径。

（二）目的

通过鼻胆管尚可进行反复胆管冲洗以协助治疗，并可经鼻胆管注入造影剂直接进行胆管造影，已成为胆管短期引流的常用方法而广为内镜医师所接受。

（三）适应证

（1）急性化脓性梗阻性胆管炎；

（2）ERCP 后或碎石后预防结石嵌顿及胆管感染；

（3）原发或转移性良、恶性肿瘤所致的胆管梗阻；

（4）肝胆管结石所致的胆管梗阻；

（5）创伤性或医源性胆管狭窄或胆瘘；

（6）急性胆源性胰腺炎；

（7）临床须重复胆管造影或采集胆汁进行生化和细菌学检查；

（8）胆总管结石须灌注药物溶石治疗。

（四）禁忌证

（1）急性胰腺炎或慢性胰腺炎急性发作，胆囊炎、胃炎；

（2）对碘过敏，某些不能用抗胆碱药物者；

（3）胆总管空肠吻合术后，无法将内窥镜送至吻合处；

（4）有重度食管静脉曲张并有出血倾向者；

（5）心肺功能不全、频发心绞痛；食管或贲门狭窄，内窥镜不能通过者。

（五）并发症及预防

1. 鼻胆管拔除或脱出

置入鼻胆管可引起恶心、咽痛和异物感，耐受力、自制力下降的患者会自行拔管。

预防措施：要告知患者留置鼻胆管的重要性，取得患者配合，并妥善固定鼻胆管，记录管道体外长度，将其作为交接内容。如怀疑导管有少许脱出，不宜强行往里输送导管，应固定好导管，观察胆汁引流情况，如无胆汁流出及时报告医生进行处理。

2. 鼻胆管堵塞

鼻胆管较细，术后易被胆泥、凝血块、癌栓及脱落的坏死组织堵塞，出现引流不畅或无胆汁现象。

预防措施：应密切观察胆汁引流情况。每日观察胆汁的性状、颜色，准确记录24小时引流的胆汁量，并做好记录。

3. 胆管炎

ENBD是解除胆道阻塞的重要措施，但处理不当反而易诱发或加重感染。胆管炎主要发生于引流效果不佳的患者。

预防措施：术后及时应用抗生素，严密观察胆汁的颜色及性状，可取胆汁进行细菌培养和药敏试验，及时调整抗生素。

4. 恶心、咽痛

由于引流管对咽部的刺激最明显，使患者咽部不适、恶心或疼痛难忍。

预防措施：护理人员可先调整引流管的位置，如症状仍不改善，可配制1%地卡因加地塞米松喷雾。同时保持病房空气新鲜，每天2次通风。有条件者最好将温度控制在20℃～24℃，湿度在50%～60%，避免黏膜干燥增加患者的舒适感，也可预防呼吸道感染。

（六）注意事项

1. 操作前向患者及家属解释检查或操作的重要性和必要性，术中和术后可能会出现的并发症，并签署知情同意书。

2. 询问患者有无过敏史，并做碘过敏试验。嘱患者术前常规禁饮食6～8小时，取下义齿及金属物品。

3. 术前15分钟遵医嘱给予患者肌内注射盐酸哌替啶注射液0.1g、盐酸异丙嗪注射液25mg，以达到解痉镇痛的效果。

4. 放置鼻胆管后嘱患者卧床休息24小时，重症患者视病情适当延长卧床时间。

5. 术后一般禁食24小时，以防进食后胃酸分泌刺激胰腺分泌，加重胰腺负担，遵医嘱给予静脉补液，防止发生低血糖。第 2 天血淀粉酶正常，无腹痛、恶心、呕吐等症状后，可进少量温开水，如无异常，可由全流食－半流食－清淡饮食逐渐过渡为普通低脂饮食。

6. 鼻胆引流管末端接无菌引流袋，低于胆管水平，卧床时置于床面以下，站立时置于腰部以下。每周更换引流袋 2 次。

7. 密切观察引流液的颜色、性质及量。①胆汁颜色：长期胆道梗阻的患者胆汁为深黄色或酱油色，置管引流通畅 2～4 天后颜色渐渐变成淡黄色；同时患者腹胀、黄疸逐渐减轻。化脓性胆管炎，胆汁中可有大量黄白色脓性絮状物及泥沙漂浮，易堵塞导管。解除梗阻，通畅引流后，腹痛、发热等症状可明显缓解。②胆汁量：梗阻患者置管后，胆汁引流可达 400～1100ml/日，平均 500ml/日。随着梗阻的缓解，肝功能逐渐改善。某些梗阻患者 ENBD 后引流量不多，约 100ml/日，但症状得到明显好转。

8. 保持口腔咽喉部湿润，嘱患者少说话。禁食患者可给予 1∶5000 呋喃西林液棉球擦拭口腔，棉球不宜过湿、时间不宜过长，以免刺激唾液腺分泌，反射性地引起胰腺分泌增强，加重胰腺负担，引起胰腺炎。

9. 由于管道机械性刺激鼻黏膜，引起鼻黏膜充血，水肿。可用湿棉签擦拭鼻腔及鼻导管 2 次/天，去除分泌物，同时蘸取少许冷开水或石蜡油润滑鼻腔，避免鼻腔黏膜干燥。

10. 术后做好各项实验室检查：术后 2 小时及次日晨查血尿淀粉酶，以便及时了解是否因术中操作刺激、注入造影剂过多等原因而引起急性胰腺炎的发生。

（七）健康教育

1. 向患者及家属解释操作目的，耐心回答问题。

2. 嘱患者术前注意休息，保证充足的睡眠和充沛的精力，心情舒畅。

3. 向患者及家属讲解放置鼻胆管后的注意事项及置管后常见的不适症状。

（八）放置鼻胆管操作流程

操作流程	实施要点
评估	1. 核对、确认患者，并做自我介绍 2. 解释留置鼻胆管的目的及意义，指导配合方法 3. 评估患者病情：①询问患者身体状况，了解患者既往有无插管经历；②评估鼻腔状况；③了解患者有无上消化道出血史，严重的食管静脉曲张、食管梗阻、鼻腔出血，以防发生损伤；④常规检查血常规及出凝血时间、传染病检测、心电图等，做碘过敏试验
环境准备	操作室保持整洁、安静、安全、舒适，符合治疗要求
护士准备	1. 修剪指甲，按七步洗手法洗手，戴口罩 2. 用物准备：造影导管、造影剂、X线机、十二指肠镜、导丝、乳头切开刀、鼻胆引流管、标识
查对用物	均符合使用要求
操作前准备	1. 向患者及家属解释即将进行的操作，取得患者合作 2. 协助患者取左侧卧位或半俯卧位，头枕于枕上并朝向左侧，左腿弯曲，右腿伸直，放松身躯，松开衣领口及腰带 3. 将治疗巾铺于颌下，弯盘置于方便取用处，嘱患者轻咬口含嘴 4. 给予患者肌注盐酸哌替啶注射液0.1g、盐酸异丙嗪注射液25mg
操作方法	1. 协助医生进镜找到十二指肠乳头，将充满生理盐水的造影管递与医生，从活检孔道进入并对准乳头开口进行胆管插管，成功后试抽胆汁 2. 有胆汁抽出时，在X线监视下注入造影剂，速度不宜过快 3. 胆道造影成功，明确诊断后根据梗阻性质，采取不同治疗方法 4. 治疗结束后，将导丝通过造影导管插入胆管内合适的位置，保留导丝，退出造影导管，此时应与医生速度协调一致 5. 将充满生理盐水的鼻胆引流管的头端从导丝尾端穿入，在导丝引导与X线监视下配合医生将鼻胆管往前送，护士缓慢回拉导丝，直至将鼻胆管头端送达所需位置 6. 退出导丝时护士左手持鼻胆管向内送、右手将导丝外拉，速度适宜，保证鼻胆管位置正确。当鼻胆管退至胃内时全部抽出导丝，将活检孔道外剩余的引流管交于术者，立即双手扶住镜身，待内镜全部退出口腔后，左手固定住鼻胆管，右手持生理盐水纱布边擦洗边牵拉，直至将剩余引流管全部缓慢拉出活检孔道 7. 用生理盐水棉签清洁患者双侧鼻腔，石蜡油棉球润滑引导管，左手持导丝顶紧患者咽后壁，右手持润滑过的引导管从一侧鼻孔插入，当引导管通过咽后壁时，用顶在此处的导丝将其拉出口腔，然后将鼻胆管的末端插入自口腔中拉出的引导管的侧孔中，再拉住引导管的另一端从鼻腔中将鼻胆管顺利带出，轻拉鼻腔外的鼻胆管，直至鼻胆管在咽部取直 8. 接注射器试抽胆汁，确保引流通畅无打折时连接引流袋

续表

操作流程	实施要点
整理用物	1. 整理床单位，嘱患者活动时注意保护管路，防止管道拔出、扭曲
	2. 整理用物
	3. 洗手，做好标识记录

知识链接

一、确定鼻胆引流管位置

由于胰、胆管均开口于十二指肠乳头，导管插入胆管或胰管，需回抽胆液或胰液来确定，以达到选择性置管引流的目的。由于胰管开口位置高，胰液和胆汁流经的共同通道过长，其最下端被结石阻塞使部分胆汁反流入胰管。此时，如导管插入胰管内可抽出少量黄色液体，而误认为导管置入胆管。确定导管位置的方法除造影及B超外，临床观察引流液的变化是十分重要的。若引流量少（50～200ml/日），色泽由淡黄色变为无色，则考虑导管可能置入胰管内，应及时向主管医师报告；还可通过引流液淀粉酶的化验检查，确定导管位置。

二、鼻胆引流管的固定方法

1. 外接气囊导尿管。患者取左侧卧位，进镜找到十二指肠乳头后，用造影导管或切开行胆胰管造影，明确梗阻部位。按照常规方法治疗后，将导丝插至梗阻部位以上的导管，将聚乙烯鼻胆管顺导丝置入，撤导丝退镜，鼻胆管从鼻腔引出。选择管径大于鼻胆管的一次性气囊导尿管，将鼻胆管的出口端与气囊导尿管的进口端连接，接无菌引流袋进行持续引流。

2. 采用3M胶布固定。用1条6cm长3M胶布将鼻胆管出鼻腔处交叉固定于鼻尖上，鼻胆管绕耳后用两条8cm长胶布固定于同侧面颊部，注意松紧以患者舒适为宜，并尽量使两条胶布平行，保持美观。胶布污染后随时更换。

三、鼻胆引流管留置过程中引流不畅的处理方法

部分病患者导管内无胆汁流出，查找原因的方法：①选用注射器抽吸，如为胆泥或脓性絮状物堵塞导管，应在医生指导下用庆大霉素生理盐水低压冲洗，冲洗后一般均可疏通。②抽吸时注射器呈负压，多系导管插入胆管内过深或导管折叠有关。此时，由医生在X线电视监测下推入15%泛影葡胺充盈导管及胆管后，调整导管在胆管内的位置。③用注射器抽出十二指肠液，有气泡无负压表示导管滑入十二指肠。临床还有鼻胆导管间歇引流不畅的现象，如经X线造影证实导管在胆管内，病情又允许，可不做处理，因导管可起到支撑Oddis括约肌、防止胆石再次嵌顿堵塞胆管的作用。

四、鼻胆引流管的拔管时间

放置鼻胆引流管可退黄、减压、改善肝功能、明显降低并发胰腺炎及继发胆道感染的概率，还可再次经鼻胆管造影检查进一步明确有无残余胆管结石，但是ENBD系外引流不可避免地丢失胆汁引起电解质紊乱，出现咽部不适感及生活不便等缺点，故临床常用作临时性引流。鼻胆管的引流时间依病情而定，一般两周后体温、血常规、血尿淀粉酶恢复正常，腹痛、腹胀、黄疸缓解3天后可拔管。有胆管梗阻及黄疸者，随着胆管下端梗阻的解除、炎性水肿的消退，胆汁颜色逐渐转淡，胆汁量也逐渐减少，此时可考虑拔管。

参考文献

[1] 魏丽. 内镜下留置鼻胆管引流术后并发症的观察及护理 [J]. 实用临床医药杂志，2009，5（3）：18-19.

[2] 贺照霞，刘玮，余海洋. 内镜下鼻胆管引流的术中配合与护理 [J]. 中国现代药物应用，2016，10（5）：208-209.

[3] 马淑荣，王芳，张金萍，初春梅. 内镜下鼻胆管引流术中配合及护理 [J]. 吉林医学，2010，31（20）：3327-3328.

［4］刘玲. 鼻胆管固定方法的改进［J］. 护理学杂志，2010，25（13）：63.

［5］李玉兰，秦德芳. 内镜鼻胆引流术后引流管的护理34例［J］. 中国实用护理杂志，2004，20（4）：17–18.

［6］雷宇. 经内镜逆行胰胆管造影治疗90岁以上胆胰疾病患者的护理［J］. 护理与康复，2010，9（6）：485–487.

［7］王娜、张曦. 内镜鼻胆管引流术治疗胆总管结石的护理［J］. 河北联合大学学报（医学版），2012，14（2）：243–244.

第三节　肾内科管道护理

动静脉内瘘

（一）概念

动静脉内瘘是通过外科手术，吻合患者的外周动脉和浅表静脉，使得动脉血液流至浅表静脉，达到血液透析所需的血流量要求并便于血管穿刺，从而建立血液透析体外循环。

（二）目的

（1）能为血液透析治疗提供充足的血液，为透析治疗的充分性提供保障；

（2）具有安全、血流量充分、感染机会少等优点；

（3）易于穿刺，不影响患者的日常生活。

（三）适应证

1. 慢性肾衰竭患者肾小球滤过率<25ml/分钟或血清肌酐>4mg/dl（352μmol/L）；

2. 老年、糖尿病、系统性红斑狼疮以及合并其他脏器功能不全的患者。

（四）禁忌证

1. 四肢近端大静脉或中心静脉存在严重狭窄、明显血栓或因邻近病变影响静脉回流；

2. 患者前臂 ALLEN 试验阳性，禁止行前臂动静脉内瘘端端合；

3. 预期存活时间短于 3 个月，准备肾移植患者；

4. 心血管状态不稳，心力衰竭未控制或低血压患者；

5. 手术部位存在感染；

6. 同侧锁骨下静脉安装心脏起搏器导管；

7. 使用过抗凝剂或有凝血方面问题。

（五）并发症及预防

1. 血栓

常与内瘘使用不当有关，多发生在血管狭窄处。高凝状态、低血压、压迫时间过长、低温等是常见诱因。

预防措施：血栓形成 24 小时内，可采用局部血管内注射尿激酶等进行药物溶栓；此外，瘘管血栓形成后可采用取栓术治疗，成功率可达 90% 以上。目前常用的取栓术方法包括 Fogarty 导管取栓术及手术切开取栓术。

2. 感染

见于瘘管附近部位皮肤等感染，以及长期透析患者伴有的免疫功能缺陷。

预防措施：感染部位应禁止穿刺，手臂制动。在病原微生物监测的基础上使用抗生素，初次自体内瘘感染治疗时间至少 6 周。极少数情况下瘘管感染需要立即进行外科手术。严格无菌操作。做好患者卫生宣教。

3. 血管狭窄

易发生在瘘口，与手术操作不当或局部增生有关。

预防措施：有条件可行经皮血管内成形术和（或）放置支架，也可再次手术重建内瘘。

4. 血管瘤、静脉瘤样扩张或假性动脉瘤

血管比较表浅、穿刺方法不当或内瘘血流量较大。

预防措施：禁止在任何类型的动脉瘤上穿刺，因其表面薄弱易于发生破溃及感染。切除血管瘤，重新吻合血管，重建内瘘。用 PTFE

血管做旁路搭桥手术；避免在瘘管穿刺部位放支架。

5. 心力衰竭

吻合口径大或近心部位的内瘘，在合并贫血、高血压及其他器质性心脏病或慢性心功能不全等基础疾病时，容易发生心力衰竭。

预防措施：反复心衰者必须闭合内瘘，改用长期留置导管或腹透的方式治疗。

6. 肿胀手综合征

由于回流静脉被阻断或者动脉血流压力的影响，造成肢体远端静脉回流障碍所致，严重影响手部静脉的回流，可出现较严重的肿胀手。

预防措施：早期可以通过抬高术侧肢体、握拳增加回流，减轻水肿，较长时间或严重的肿胀必须结扎内瘘，更换部位重新制作内瘘。

7. 窃血综合征

侧侧吻合或端侧吻合特别是伴糖尿病或其他疾病引起的轻度缺血时，患者感觉肢体发凉，可随时间推移逐渐好转，一般对症治疗即可。如果上述治疗不见好转，患者感到手部疼痛及麻木，检查时发现手背水肿或发绀，部分出现手指末端的坏死等病变加重表现，则应当进行外科处理。

预防措施：定期适量活动，促进血液循环。手术侧侧吻合改为端端吻合可改善症状。

（六）注意事项

1. 术后渗血。如渗血较少可轻压止血，压迫时注意保持血管震颤的存在；如有较多渗血，及时报告医生处理。

2. 术后内瘘近心端能触到震颤，听到血管杂音，表示内瘘通畅。早期应每日多次检查，如果出现震颤或杂音消失、变弱应立即通知医生。

3. 适当抬高内瘘手术侧肢体，可减轻肢体水肿，术后12～24小时建议患者卧床休息。

4. 避免敷料或衣物过紧而限制肢体活动，造瘘口避免暴露在过热或过冷的环境中。

5. 造瘘口侧肢体不要佩戴手表或首饰等物品。不能持重物。睡眠时注意不要使内瘘侧肢体受压。

6. 内瘘成形术 24 小时后手部可适时做握拳动作及腕关节运动以促进血液循环，防止血栓形成。

7. 术后两周内手术侧上肢禁止缠止血带和测量血压，避免在内瘘侧肢体输液、输血及抽血化验。

8. 促使内瘘尽快"成熟"，通常在术后 1 周且伤口无感染、无渗血、愈合良好的情况下，每天用术侧手捏握皮球或橡皮圈数次，每次 3~5 分钟；术后 2 周可在上臂捆扎止血带或血压表袖套，术侧手做握拳或握球锻炼，每次 1~2 分钟，每天可重复 10~20 次。

9. 内瘘成熟至少需要 4 周，最好等待 8~12 周后再开始穿刺，糖尿病患者需等待更长时间，以延长使用寿命。

10. 透析后当天不要清洗穿刺部位，以免感染。如果内瘘切口出现红、肿、热、痛，要及时通知医生。

11. 要养成早、晚检查动静脉内瘘是否通畅的习惯。具体方法：2~3 个手指指腹放在内瘘吻合口近心端，感觉血管震颤是否存在；还可以用耳朵听血管杂音，如果震颤或杂音消失、变弱，应立即通知医生。应注意在低血压或血容量不足的情况下所引起的内瘘闭塞的危险，如有腹泻及高热等大量脱水情况，请及时来医院就诊，防止内瘘闭塞。

（七）健康教育

1. 向患者或家属介绍动静脉内瘘的优点，如很少发生感染、血栓形成等并发症，使用寿命长，患者可自由活动等。

2. 向患者及家属讲解术前如何保护内瘘及造瘘侧肢体的一般注意事项。

3. 耐心讲解动静脉内瘘术的目的、必要性、操作过程，消除患者的紧张、恐惧心理。

4. 向患者或家属讲解术中可能出现的意外和并发症以及各种预防措施，让患者对手术有正确的认识，使其主动配合。

5. 告知患者造瘘过程中的突发事件，签署知情同意书。

（八）动静脉内瘘术操作流程

操作流程	实施要点
评估	1. 核对、确认患者
	2. 查看动静脉内瘘成形术知情同意书及医嘱
	3. 评估患者病情：①了解患者凝血状况。②根据患者血管条件情况选择血管部位，并检查皮肤状况
环境准备	保持病房整洁、安静、安全、舒适，符合治疗要求
护士准备	1. 按七步洗手法洗手，戴口罩、帽子、无菌手套
	2. 用物准备：1%利多卡因，肝素生理盐水，5ml、10ml 注射器，皮肤消毒液，棉签，无菌透明贴膜，无菌手套，无菌纱布，手术包，动静脉内瘘器械盒
查对用物	均符合使用要求
操作前准备	1. 携用物至床旁，核对确认患者
	2. 患者取平卧位
	3. 选择穿刺部位，可选用桡动脉、尺动脉、肱动脉、足背动脉、胫前动脉、胫后动脉、头静脉、贵要静脉、肘正中静脉、大隐静脉
	4. 将一次性垫巾垫于穿刺部位下
	5. 备无菌贴膜于可取之处
扩血管准备	根据患者血管条件选择扩血管用物型号和缝线型号
操作方法	1. 七步洗手法洗手
	2. 穿刺部位下垫一次性无菌治疗巾
	3. 术者戴无菌手套
	4. 皮肤切口部位消毒，范围大于贴膜面积
	5. 选择血管，充盈静脉后标上记号
	6. 皮肤切口在预选好的部位作 3～4cm 的横或纵切口至皮下，暴露血管
	7. 分离血管后视情况做端端、端侧或侧侧吻合，用 7-0 缝线及无损伤针连续外翻缝合，血管不要扭转，缝合要无张力，无缩窄，保护好静脉分支，妥善处理静脉瓣
	8. 搭桥内瘘行端侧吻合，两吻合口邻近时人造血管以 U 形置皮下，吻合口远侧放直或稍弯曲
	9. 缝合完成前用探针轻轻地通过血管，检查有无狭窄。开放血流后静脉触诊应有震颤，否则需从静脉端插入气囊导管扩张吻合口或重新吻合
	10. 仔细止血后逐层缝合切口，避免血肿、缝线、敷料等压迫吻合血管
	11. 使用一次性无菌贴膜固定
	12. 整理用物
	13. 洗手，做好标识，并记录

知识链接

1. 血管的选择　前臂腕部桡动脉 – 头静脉内瘘最常用；其次为腕部尺动脉 – 贵要静脉内瘘、前臂静脉转位内瘘（主要是贵要静脉 – 桡动脉）、肘部内瘘（头静脉、贵要静脉或肘正中静脉 – 肱动脉或其分支的桡动脉或尺动脉）、下肢内瘘（大隐静脉 – 足背动脉、大隐静脉 – 胫前或胫后动脉）、鼻咽窝内瘘等。

2. 血管选择原则　先上肢，后下肢；先非惯用侧，后惯用侧；先远心端，后近心端。

3. 血管吻合方式　动、静脉端端吻合、端侧吻合和侧侧吻合，首选动、静脉端侧吻合。

4. 动静脉内瘘成熟的标准　自然血流量 >600ml/分钟，直径 >6mm，皮下深度 <6mm，可供穿刺长度 >6mm，内瘘成熟时间最好 >6个月。

5. 动静脉内瘘术前术后维护　对行动静脉内瘘手术的患者，术前嘱其保护好造瘘侧手臂，平时多加锻炼，同时告知医护人员，对有可能发展成需要透析治疗的患者，应避免在患者非惯用侧肢体进行静脉穿刺和插管等创伤性操作，尤其是锁骨下插管，可引起中心静脉狭窄，同时影响同侧建立血管通路。术后抬高术肢，以利静脉回流，减轻水肿。使用时穿刺针应距吻合口 3cm 以上，动、静脉穿刺距离相距 8 ~ 10cm 以上，避免再循环。穿刺时遵循"阶梯式"穿刺，切忌定点穿刺，点与点距离 0.5 ~ 1cm，向心穿刺，以免形成假性动脉瘤及血栓，导致感染。穿刺后压迫止血压力要适当，以免出血及血栓形成，阻塞内瘘。

参考文献

［1］王玉柱，叶朝阳，金其庄 . 中国血液透析用血管通路专家共识［J］. 中国血液净化，2014，13（8）：549 – 558.

［2］李淑秀，周永玲 . 自体动静脉内瘘应用早期的护理［J］. 护

...

士进修杂志，2015，30（1）：88 – 89.

　　[3] 黄娟，郑海蓉.自体动静脉内瘘术后护理体会 [J].中医临床研究，2016，8（11）：143 – 144.

　　[4] 张秀荣，宗秋岩.血液透析患者动静脉内瘘首次使用的护理体会 [J].中国临床研究，2012，25（5）：514 – 515.

　　[5] 张碧芬.血液透析患者行动静脉内瘘成形术的观察与护理 [J].家庭护士，2008，6（总第109）：1451 – 1452.

　　[6] 何强，李贵森，康志敏，等.影响动静脉内瘘成熟的因素探讨 [J].中国血液净化，2009，8（7）：369 – 371.

　　[7] 窦海川，杨丽敏，邵晓红.血液透析长期血管通路动静脉内瘘的护理体会 [J].吉林医学，2008，29（20）：1751.

第四节　小儿科管道护理

一、CPAP 引流管

（一）概念

CPAP（continuous positive airway pressure）即持续正压通气，即用面罩将持续的正压气流送入气道，用此种方式给氧的机器称 CPAP 呼吸机。它是指在自主呼吸条件下，患者应有稳定的呼吸驱动力和适当潮气量，在整个呼吸周期内人为地施以一定程度的气道内正压，从而有利于防止气道萎陷，增加功能残气量，改善肺顺应性，并提高氧合作用。

（二）目的

（1）通过改善换气功能而提高新生儿血氧；

（2）使新生儿肺泡扩张，可使肺顺应性增加，呼吸省力，减少呼吸功；

（3）稳定新生儿胸壁活动，减少早产儿常见的胸腹活动不协调作用，有利于新生儿呼吸衰竭的恢复。

（三）适应证

各种原因引起的肺容量降低，肺泡萎陷，肺不张或肺灌注区通气不足。

（四）禁忌证

（1）不能耐受 CPAP 或佩戴 CPAP 面罩难以满足配合治疗者；

（2）胃部手术后胃扩张患者，易引起胃过度扩张或缝合裂开；

（3）多数患者不能耐受 >1.2~1.5kPa 的 CPAP 面罩通气；

（4）合并有 CO_2 蓄积的患者对单纯 CPAP 面罩治疗效果不佳者。

（五）并发症及预防

1. 气压伤

主要由于压力过高、基础疾病和患儿烦躁。

预防措施：动态监测患儿病情变化，根据患儿肺部病变情况及肺顺应性变化，及时调整 CPAP 压力，以预防和减少气压伤的发生。

2. 腹胀及对心血管及肾功能的影响

主要由于肠蠕动功能不成熟，吞入空气引起腹胀，CPAP 正压作用以及呼吸道未有效湿化。

预防措施：常规留置胃管行胃肠减压，定期抽吸；腹胀患儿尽量避免使用；严格按照 CPAP 使用指征，选择合适的 PEEP；适当的湿度可减少呼吸道水分的丢失，减少每天输液量。

3. 鼻黏膜损伤

主要由于鼻塞固定过紧；出生体重越低，发病率越高；鼻塞位置移位。

预防措施：使用 CPAP 前，先贴好人工皮，有效保护鼻中隔皮肤，选择大小合适的帽子；鼻塞固定，松紧适宜；定时检查鼻塞位置是否正常，以及对局部组织是否有压迫，必要时鼻塞与鼻罩交替使用；定时湿润鼻孔，护士操作时动作轻柔准确，避免损伤鼻黏膜；加温湿化吸入气体，使吸入氧气加温至34℃，保证吸入气体100%有效湿化。

（六）注意事项

1. 应适当调节 CPAP 压力，过高可使胸腔正压增高，影响回心血量，易发生气胸，故 CPAP 压力 <7cmH_2O 较安全。

2. 早产儿的 FiO_2 应 <60%，防止引起晶体后纤维增生。

3. 每7天更换 CPAP 管道，注意防止鼻塞压伤鼻腔。

4. 监测血气，病情好转逐渐降低 CPAP 压力及氧浓度。

5. 气胸、严重心力衰竭时须慎用 CPAP 或减少压力。

6. 应用 CPAP 后，若氧浓度达 80% ~ 100%，但 PaO_2 仍 < 50mmHg，或 PaO_2 > 65mmHg，应改用呼吸机机械通气。

（七）健康教育

1、向患者或家属解释 CPAP 必要性，使其主动配合。

2. 耐心讲解 CPAP 操作过程，消除患儿或家属的紧张、恐惧心理。

3. 向家属讲解 CPAP 注意事项、发生不良反应的观察及简单的处理办法。

4. 保持患儿安静。

（八）CPAP 操作流程

操作流程	实施要点
评估	1. 确认有效医嘱 2. 向患儿或者家属做好解释工作 3. 评估患儿病情、精神状态及生命体征
环境准备	病房保持整洁、安静、安全、舒适，符合治疗要求
护士准备	1. 修剪指甲，按七步洗手法洗手，戴口罩 2. 用物准备：鼻塞、加温湿化装置、空氧混合器、CPAP 管路及装置、固定帽及固定带
查对用物	均符合使用要求
CPAP 上机	1. 携物品置患儿床前，再次核对，评估 2. 连接湿化瓶，向湿化罐内注水 3. 连接电源、气源，打开主机及湿化器开关，首先进行仪器自检 4. 用手堵住鼻塞/鼻罩出气孔，根据医嘱调节相应吸入氧中的氧浓度分数（FiO_2）、呼吸末正压通气（PEEP） 5. 贴鼻贴、面贴：大小适宜、覆盖被压迫处，不遮鼻孔、眼睛 6. 佩戴 CPAP 帽子：正面过前额，背面包后脑，侧面过耳垂，左右对称 7. 佩戴发生器：帽前檐搭扣固定送气管及测压管，发生器两侧绳子依次由后向前，由内向外穿于帽子两侧三洞，固定于帽子左右面搭扣上 8. 安置舒适体位，妥善固定：调整排气管及发生器两细管的位置，保证排气管由上往下行走，两细管不过分牵拉发生器鼻部 9. 调节合适参数 10. 评估患儿，记录

续表

操作流程	实施要点
CPAP 撤机	1. 核对医嘱并评估患儿是否达撤机指征
	2. 遵医嘱选择合适的给氧方式，准备物品
	3. 撤去 CPAP 帽子、鼻塞、发生器等
	4. 充分吸痰
	5. 遵医嘱给予合适的给氧方式，观察，评估
	6. 关湿化瓶，再关电源，记录
	7. 确认患儿病情平稳，不需要 CPAP 后，撤机消毒并记录

知识链接

（一）用 CPAP 前

1. 评估患儿的病情，如精神状态、呼吸频率、呼吸音、是否呻吟、吸气性凹陷以及皮肤颜色等情况，以便及时判断呼吸窘迫的程度。

2. 评估患儿体重、头围，选择合适大小的固定帽子。

3. 测量鼻孔间距，选择合适的鼻塞或鼻罩。

（二）用 CPAP 过程中

1. 密切监测患儿生命体征血氧饱和度（SpO_2）、血分析的变化，尤其注意观察患儿呼吸的频率、节律、深度、呼吸音、吸气性凹陷、呻吟等情况，及时判断 CPAP 的效果，根据缺氧的程度，及时调整氧浓度和氧流量，选择有效的呼气末正压。

2. 评估 CPAP 装置是否漏气；氧气管道有无堵塞、折叠、移位、脱落；PEEP 是否有效，湿化瓶内的水是否充足等，以确保管路通畅有效。

3. 评估患儿口鼻腔分泌物的量、性质，按需吸痰，并保证气道有效湿化。

4. 评估患儿腹部体征，有无呕吐，有效胃肠减压。

（三）停 CPAP 后

1. 评估患儿的病情，如自主呼吸及氧合情况。

2. 观察患儿两侧面颊及鼻中隔的皮肤有无受损。

3. 有无 CPAP 并发症：如鼻腔黏膜损伤或感染以及腹胀等。

参考文献

[1] 周勇，郑伟华，张红，等．持续正压通气治疗婴儿重症毛细支气管炎 30 例临床分析 [J]．广州医学院学报，2013，41（3）：71-73.

[2] 金汉珍，黄德珉，官希吉．实用新生儿学 [M]·2 版．北京；人民卫生出版社，1997；38.

[3] 魏克伦．持续正压通气治疗 [M]．赵文祥．儿科急诊医学 [M]·3 版．北京：人民卫生出版社，2010：454-456.

[4] 周晓光．新生儿机械通气如何趋利避害 [J]．中国新生儿科杂志，2010，25（4）：201-207.

[5] 冯玲玲．简易闭塞式持续气道正压呼吸治疗早产儿呼吸困难 [J]．中国综合临床，2012，18（4）：382-383.

[6] 李宏利．鼻塞式 CPAP 治疗呼吸衰竭患儿的护理体会 [J]．内蒙古医学杂志，2007，39（10）：1267-1268.

[7] 刘翠青．经鼻持续气道正压通气治疗新生儿肺透明膜病的评价 [J]．新生儿科杂志，2005，20（45）19-22.

二、动脉置管

（一）概念

外周动脉置管是指将动脉导管经外周置入动脉血管内，用于持续监测动脉血压、反复采取血标本、进行交换输血的方法。

（二）目的

（1）对危重患儿、大手术患儿进行动态、连续、准确、及时地血压监测，有助于判断体内血容量、心肌收缩力、外周血管阻力，及时指导治疗；

（2）为需要重复抽取动脉血样、经外周血管进行交换输血提供可靠的血管路径，避免频繁动脉穿刺给患儿带来疼痛或血管壁损伤。

（三）适应证

（1）需要监测动脉压；

（2）经外周血管进行交换输血；

（3）反复采集动脉血样。

（四）禁忌证

（1）桡动脉侧支循环试验（Allen's test）阳性者，禁行同侧桡动脉穿刺；

（2）穿刺部位皮肤感染者；

（3）高凝血状态；

（4）出血倾向或抗凝治疗期间。

（五）并发症及预防

1. 出血

若穿刺次数过多，一旦损伤血管或导管脱落，可引起出血。

预防措施：烦躁患儿应做好安抚及置管侧肢体的固定，以防套管脱出或部分脱出导致局部渗血、出血或形成血肿，必要时使用镇静剂；连接导管针的延长管最好选用带有螺纹口型接头，防止延长管从套管针上脱落，导致大出血；使用过程中应加强巡视，观察管路各连接处是否衔接紧密；拔除动脉套管针后要局部按压5~10分钟，出现血肿可用50%硫酸镁湿敷或者局部理疗。

2. 感染

主要由于操作不当，导管护理不当所致。

预防措施：各项操作应严格遵循无菌操作原则；穿刺部位有渗血、渗液时应及时更换敷料；如患儿出现穿刺部位红、肿、疼痛及不明原因的发热，应及时拔除导管。

3. 栓塞

主要与置管时间过长、置管进入空气有关。

预防措施：置管后每4~6小时以肝素盐水冲封管一次；每次采血后，应立即用肝素盐水快速冲封管，以防凝血；持续动脉压监测及交换输血时应以1U/ml肝素盐水0.5ml/h速度持续冲洗延长管；管道内如有血块或气体时应及时予以抽出，切勿强行推入；患儿循环功能稳定后，应及早拔出动脉套管针，如病情需要继续使用，应在留置 1 周后更换部位重新置管；护士每班应密切观察患儿肢体末端颜色、温度、活动度的变化。

（六）注意事项

1. 置管前需要评估患儿的循环情况，如果患儿体温不升、循环情况差，则需给患儿足够的保暖，待体温回升、循环情况改善后再予留置；若患儿休克、酸中毒、循环情况差，需给予扩容纠酸、多巴胺改善循环后进行动脉留置，否则易导致动脉周围的微循环不畅，局部缺血坏死。

2. 对于可配合的儿童，桡动脉穿刺前要用 Allens 试验法判断来自尺动脉掌浅弓的血液是否足够供应手部。具体方法为：抬高前臂，术者双手拇指分别摸至桡、尺动脉搏动，压迫阻断桡、尺动脉血流，嘱患者做 3 次握拳和松拳动作，直至手部苍白，放平前臂，只解除尺动脉压迫，观察手部转红的时间，正常为小于 5 ~ 7 秒。0 ~ 7 秒表示手掌弓侧支循环良好，8 ~ 15 秒属可疑，大于 15 秒属掌弓侧支循环不良，禁忌穿刺置管。

3. 由于新生儿尤其是早产儿血容量小，因此每次采集完血标本后将开始抽出的 1 ~ 2ml 血液缓慢地回注到患儿体内，防止医源性失血，再用少量生理盐水冲管，以防堵管。

4. 如动脉导管未闭结扎术患儿需在下肢置入动脉导管，提高术中动脉导管结扎的准确性。

（七）健康教育

1. 向患儿家属解释动脉置管的重要性及必要性，使其主动配合。

2. 向患儿家属讲解动脉置管的不良反应及并发症。

3. 防止管道发生折叠、扭曲，保持管道通畅，防止管道堵塞。

4. 防止管道接头脱落，以防空气进入。

5. 穿衣、睡觉时避免使导管脱出。

（八）动脉置管操作流程

操作流程	实施要点
评估	1. 核对、确认患者
	2. 查看外周动脉置管知情同意书及医嘱
	3. 评估患儿病情：①了解患儿凝血状况；②根据患儿情况选择动脉置管部位，并检查皮肤状况
环境准备	保持病房整洁、安静、安全、舒适，符合治疗要求
护士准备	1. 按七步洗手法洗手，戴口罩、帽子、无菌手套
	2. 用物准备：一次性动脉留置针、肝素帽、肝素生理盐水 1U/ml、10ml 注射器、皮肤消毒液、棉签、无菌透明贴膜、无菌手套、无菌纱布、一次性垫巾、弯盘、锐器桶、医疗垃圾桶、生活垃圾桶
查对用物	均符合使用要求
操作前准备	1. 携用物至床旁，核对、确认患者
	2. 患儿取平卧位
	3. 选择穿刺部位，可选用桡动脉、肱动脉、足背动脉、股动脉、腋动脉、胫后动脉、颞动脉
	4. 将一次性垫巾垫于穿刺部位下
	5. 备无菌贴膜于可取之处
动脉针准备	根据患儿年龄及血管条件选择穿刺针，选用 0.7mm/24G，0.9mm/22G，1.1mm/20G
操作方法	1. 七步洗手法洗手
	2. 穿刺部位下垫一次性无菌治疗巾
	3. 术者戴无菌手套
	4. 穿刺部位消毒，范围大于贴膜面积
	5. 动脉位置：肱动脉在肘窝向上 1～2cm 臂内侧；桡动脉位于肘弯下方
	6. 操作者左手中指、示指触摸患儿动脉搏动处，右手持动脉留置针与皮肤呈 15～30°角，对准中指、示指摸到的动脉搏动方向进入动脉，见回血后放慢进针速度，同时降低穿刺角度，边退针芯边送套管，可见血液搏动性回流通畅表示穿刺成功
	7. 用肝素盐水接上留置针进行冲管后连接肝素帽
	8. 用一次性无菌贴膜固定
	9. 肝素盐水脉冲式正压封管，必要时连接动脉压力套装或换血装置
	10. 整理用物
	11. 洗手，做好标识，并记录

知识链接

1. 血管的选择

桡动脉位于肘弯下方，虽然仅被皮肤和筋膜遮盖，但管径较细且靠近桡静脉，故穿刺难度较大，容易误穿；同时桡动脉易于滑动，容易导致重复穿刺，造成瘢痕、血肿等不良后果；桡动脉及肱动脉位于关节处，不易于固定，患儿烦躁哭闹时更容易脱出；桡动脉周围神经分布丰富，置管时疼痛明显。股动脉属深部动脉，解剖位置复杂，由于股动脉与内侧的股静脉紧密伴行，股动脉穿刺时务必定位准确，如患儿躁动易致穿刺失败或误穿股静脉及损伤股神经。同时股动脉靠近患儿会阴部，穿刺后容易被尿便污染。足背动脉位置表浅，在踝关节前方，搏动易于触及，且活动度小，故一次性穿刺成功率高，留置时间长；周围神经分布稀疏，患者自诉疼痛较小；足背动脉血管壁厚，弹性好，穿刺后渗血少，不易形成血肿；穿刺时不用过多暴露患者，且固定简单，不影响患者活动。胫后动脉置管或采血具有方法简单，安全，定位准确，成功率高，不影响早产儿保暖，且远离重要器官组织和神经，并发症发生率低等优点，值得在早产儿中推广。

2. 动脉压监测校零

先将换能器上的三通与患者相通的方向关闭，换能器上的三通接头开放使换能器与大气相通，输液泵停止，按下压力归零，监测仪上的数字显示为"0"时，再旋转三通，使之与患儿测压管相通，即可测出患儿动脉血压。测压时压力换能器与腋中线和右心房应在同一水平，注意在导管系统中不能有空气进入，以免影响压力和形成空气栓塞。设置监护波形为最佳波形，观察动脉血压情况。

参考文献

[1] 冷英杰，梁小华，丁婷. 不同部位动脉置管监测动脉压在SICU 中的应用效果比较 [J]. 当代护士中旬刊，2015，（12）：125 - 127.

［2］胡晓静，张玉侠，姚莉莉．外周动脉置管在197例危重新生儿中的应用研究［J］．护理研究，24（4）：1003－1004.

［3］王自珍，柯艳，张幸，等．胫后动脉置管行有创血压监测在危重早产儿中的应用［J］．护理研究，2014，28（4）：1225－1226.

［4］陈玉．桡动脉穿刺留置套管针在NICU的应用及护理［J］．中国健康月刊，2010，29（10）：141－142.

［5］陈永强．导管相关性血流感染与中心静脉导管集束干预策略［J］．中华护理杂志，2009，44（10）：889－891.

［6］刘顺华，经皮桡动脉穿刺方法的探讨［J］．齐鲁护理杂志，2000，6（4）：302－303.

［7］黄华梅，潘小英，钟燕芳，尹爱华．目测法行新生儿桡动脉采血效果观察［J］．护理学报，2006，13（9）：36－37.

三、胆囊引流管

（一）概念

经皮肝穿刺胆囊引流术（PTCD）主要用于治疗急性化脓性胆囊炎、急性重症胆囊炎以及胆总管梗阻合并胆囊肿大者。

（二）目的

本术式能够迅速达到胆囊减压的作用，同时还能注入药物，已达到治疗目的。

（三）适应证

1. 术前减压

胆道梗阻伴重度黄疸和肝功能损害者，亦先行经皮肝穿刺胆道引流术，待黄疸缓解后，再行择期手术。

2. 姑息性胆道引流

恶性胆道梗阻不能手术者，行PTCD永久性引流，再配合放疗和化疗等，可达到减轻症状、延长生命的长期效果。

3. 内支架引流术适应证

凡行姑息性PTCD术的患者均为内支架引流的良好适应证。如情况允许，应尽可能于狭窄区导入内支架以建立有效的内引流。

（四）禁忌证

（1）有明显出血倾向而不能纠正者；

（2）有大量腹水者；

（3）肝功能衰竭者；

（4）全身衰竭和严重感染者；

（5）多发和弥漫性胆管阻塞者；

（6）碘造影剂过敏者。

（五）并发症及预防

1. 腹腔出血

PDCT 过程中出现腹腔出血的主要原因为穿刺过程中肝包膜破损，文献报道其发生率为 2%。

预防措施：采用正确的穿刺技术和适当的器材，发生率可明显降低。少量腹腔出血多可自行停止，严重者需手术处理。

2. 胆道出血

发生率为 3% ~8%。主要与穿刺次数、操作时间和器械不合适有关。

预防措施：术后早期可出现血胆汁，但不能结成凝血块，否则提示胆管出血。通畅引流 24 小时后胆汁应不含血色，否则应在透视下观察导管侧孔是否位于肝实质内或胆管内是否存在残余血凝块。可应用止血药止血。

3. 胆汁漏

原因主要有：反复穿刺；肝脏引流通道胆汁泄漏；引流导管不够深入，部分侧孔露于肝实质，甚至肝外；胆汁内引流不畅等。

预防措施：一般不需特殊处理，腹膜炎严重时需进行腹腔引流或手术修补。

4. 逆行感染

主要与造影剂过量注入胆道，造成胆道内压骤升，使感染的胆汁逆行入血有关。

预防措施：术前术后应用抗生素，术中严格无菌操作和术后保持胆汁引流通畅，有助于防止逆行感染的发生。

5. 引流管堵塞和脱位

引流管堵塞和脱位是造成引流失败和继发胆道感染的重要原因。

预防措施：每天记录胆汁流量及性状是观察的重要指标。正常情况下 24 小时胆汁流出量为 500～2500ml，胆管不全阻塞者胆汁量稍少。发现胆汁流量骤减，应考虑引流管脱落和阻塞的可能，必要时行造影复查。引流管阻塞时可用生理盐水冲洗后待其自然流出，仍不通畅时可反复多次冲洗引流管。抽吸的方法易使残渣堵塞引流管，多不采用。必要时可用导丝疏通引流管。

（六）注意事项

1. 术前禁食并使用维生素 K_1 10mg 及哌替啶 50mg 肌内注射。

2. 穿刺时嘱患者浅呼吸，缓慢进入肝实质。取右侧腋中线法时，注意穿刺针与操作台面保持水平，针尖抵脊柱右侧，不要越过脊柱中线，穿刺的针道可事先加以导向标记。

3. 术后禁食 1 天。测血压、脉搏，卧床 24 小时，观察有无发热、畏寒、脉搏增快。

4. 观察有无腹部压痛、反跳痛、腹肌紧张等腹膜炎体征。

5. 记录胆汁引流量及颜色、性质。

6. 妥善固定引流管，防止脱出、折断。

（七）健康教育

1. 心理护理

使家长了解引流目的，共同树立战胜疾病的信心；避免和预防各种可能导致病情加重的诱因。

2. 健康指导

勤剪指甲，皮肤瘙痒时，切勿用力抓挠，以免造成破溃发生感染，穿柔软棉质内衣；妥善固定引流管，保持引流管通畅，以防翻身、站立或活动时牵拉、扭曲而脱出引流管。

3. 出院指导

告知家长留置引流管的目的，若引流管脱出，引流液异常或身体不适及时就诊。

4. 健康促进

指导患者选择低脂、高糖、高蛋白、高维生素、易消化的饮食，忌油腻的食物及饱餐，避免劳累及精神紧张；避免举重物，以防管道脱出或胆汁逆流。

（八）PTCD 操作流程

操作流程	实施要点
评估	1. 核对、确认患者 2. 查看 PTCD 知情同意书及医嘱 3. 评估患儿病情
环境准备	保持病房整洁、安静、安全、舒适，符合治疗要求
器械准备	1. 穿刺针：①千叶针：用于 PTC 术。为一细钢针，一般选用 21～23G，外伤 0.7mm，内径 0.5mm，长 150～180mm 2. 导丝：需配有血管造影使用的超滑和超硬导丝。与引流管相应直径的扩张期亦常备 3. 引流管：一般多为侧孔短导管，外径 6～8F，长度 30～40cm。现流行用较软且折曲的聚酯材料 4. 多侧孔导管：为塑料导管，上端常有防滑脱装置，置入胆道后上端留在阻塞段上，下端伸入十二指肠，起到内引流的作用 5. 金属内支架：有三种类型：①网状金属内支架；②螺旋状支架；③Giant-urco 支架
查对用物	均符合使用要求
操作前准备	1. 术前常规检查，血常规、生化、出凝血时间和凝血酶原时间 2. 造影剂和麻醉药物过敏试验 3. 给予抗生素预防感染 4. 术前 30 分钟给予镇静剂
操作方法	1. 在 PTC 术基础上，造影成功后，即可拔除 chiba 针，换用套管针根据胆管走行确定穿刺哪一支胆管，然后手操 PTCD 套管针，先刺入皮下，令患者闭气后透视下向预定的已显影的胆管刺入。拔出针芯缓慢退出针套，观察流出物是否为胆汁 2. 穿刺成功后沿套管送入导丝，尽量使导丝进入胆总管，然后设法操作使导丝通过胆管狭窄或闭塞段。肝门部恶性肿瘤所造成的闭塞常通过困难，可用超滑导丝试行通过，如果反复操作导丝仍不能通过的，到达阻塞胆管的近端即可，此时只能进行外引流术。固定导丝并撤出外套管，沿导丝送入外引流管，进管过程中应注意勿使导管在肝与腹壁之间盘曲。进入困难时应扩张穿刺通道并选用超硬导丝引导，需注意引流管的侧孔必须全部进入肝管，否则可引流出血性胆汁 3. 引流置管后，再注入造影剂核实其是否在适当位置，观察引流是否通畅及胆汁的性状 4. 使用固定盘或缝线将引流管固定在皮肤上，使用敷料包扎，引流管末端连接引流袋 5. 整理用物 6. 洗手，做好标识，并记录

知识链接

PTCD 术中注意事项

1. 为确保插管成功，可将穿刺针的针尾向头侧倾斜 10°~15°，使针尖进入胆管后略向下倾斜，便于导丝沿胆管顺利向下，进入狭窄的远端或十二指肠，如平行进入或针尖向上，导丝易碰到对侧管壁而卷曲或导丝向上并可进入左侧肝管。

2. 虽然 PTC 显示胆道梗阻，但有时导丝仍可通过梗阻端进入十二指肠，如导管不能通过梗阻时，可先行近端引流 5~7 日，使胆道内感染引起的炎性水肿消退后再插入导丝和导管到梗阻远端。

3. 应防止引流导管脱落和阻塞，每日用 5~10ml 生理盐水冲洗 1~2 次，每 3 日更换导管一次。长期置管有发热时，表示导管有淤塞或移位，需更换导管。一般经引流 10~14 日后，肝实质内已形成一大于导管的肉芽通道，如导管脱落，可通过导丝引导在 24 小时内再插入导管。脱管有四种情况：①术后因膈肌和肝脏随呼吸上下移动，使引流管不能完全留于胆管腔内，表现为通而不畅；②管脱入肝实质；③管脱入腹腔；④固定不牢，或被患者误拔。为预防脱管，可在置管时设法将套管深入胆管内 3~4cm，在没有导丝穿入胆管时，不急于将套管直插胆管。因此时胆管结石阻塞或角度较小，套管可能顺原针道进入肝实质，需注入造影剂后，胆道较穿刺前扩张、增粗、结石松动、角度增大，再缓慢插入套管，方易深入胆管腔。

参考文献

［1］刘利 . 180 例胆道术后引流管护理体会［J］. 中国实用医药，2013，8（2）：186.

［2］叶湘华，刘金凤 . 胆道外科手术后 T 型引流管的观察及护理［J］. 黑龙江医学，2014，(7)：856–857.

［3］史改玲，李莉，查晶，等 . 胆道术后引流管的疗效观察及护理［J］. 中国美容医学，2011，20（4）：268–268.

[4] 王淑民. 胆道手术后 T 型引流管的护理体会 [J]. 中国实用医药，2011，06（4）：201 – 202.

[5] 何怡，秦德芳，王小梅等，经皮经肝胆管引流术后护理体会 [J]. 中国临床医学杂志，2007，5（3）：276.

[6] 王书霞，曹丽君，魏景致. 肝胆外科术后引流管的护理[J]. 中国社区医师，2013，1（3）：304.

[7] 吴亚琴. 恶性胆道梗阻患者经皮肝穿刺胆道引流及胆道支架置入治疗的术后护理 [J]. 当代护士，2011，（3）：27 – 28.

[8] 杨小娟，李涛，许何丽. 经皮肝胆道引流及胆道支架植入术后引流管的护理 [J]. 实用医技杂志，2003，13（12）：2121.

[9] 李玉萌，恶性梗阻性黄疸经皮肝穿胆道引流及支架置入术的护理 [J]. 中国现代药物应用，2011，5（5）：191.

四、阴道支架管

（一）概念

应用内支架技术将引流管经阴道口逆行置入阴道内部，使狭窄和阻塞的阴道内腔开通与体腔外形成通道的一种方法。

（二）目的

（1）减少术后吻合口狭窄的发生；

（2）预防阴道狭窄；

（3）扩张阴道内及狭窄部位；

（4）持续性扩阴作用。

（三）适应证

（1）罕见的先天性肛门、直肠、会阴（泌尿、消化系统、生殖）畸形；

（2）直肠阴道瘘；

（3）先天性无阴道。

（四）禁忌证

（1）会阴部、阴道感染严重；

（2）有严重的出血倾向或凝血功能障碍；

（3）阴道成形术后严重肿胀，无法置入者。

（五）并发症及预防

1. 阴道黏膜损伤出血

阴道黏膜损伤出血是最严重的并发症。阴道支架管插管会引起黏膜摩擦，使用的阴道支架管粗细不合适或质地较硬，反复插管会引起肠道黏膜水肿、损伤出血。

预防措施：正确选择合适的支架管，插管时动作轻柔，避免暴力及反复插入。插入深度要适宜，注意观察阴道有无疼痛及出血。

2. 会阴周围感染

长时间留置阴道支架管会引起会阴周围皮肤的机械性损伤，引流液刺激会阴周围皮肤，引起局部的红、肿、热、痛等感染症状。

预防措施：置管后，保持阴道周围皮肤的清洁干燥，避免使用不透气尿不湿，必要时给予干氧配合保护皮肤。

3. 移位、脱管

患儿不配合、躁动、哭闹，精神紧张，活动时牵拉移位、脱出，3M 加压胶布固定。

预防措施：插管前，向患儿家长解释其目的、意义，使之接受并配合操作。告知家长管道的重要性，活动时，防止牵拉，昏迷、躁动、意识不清患儿，在得到家长同意的情况下，可适当使用约束措施，防止患儿自行拔出。

4. 会阴周围肿胀

术后前三天容易发生会阴周围肿胀。

预防措施：注意阴道支架管不要牵、拉、拖、扯。会阴肿胀处用硫酸镁湿热敷，每天 3 次碘伏消毒阴道伤口处，有分泌物及时医用棉签清理，保持会阴伤口缝线处清洁干燥，防止分泌物腐蚀阴道周围皮肤。

（六）注意事项

1. 保持引流通畅，检查阴道支架管有无打折受压。挤压引流管，避免阻塞。阴道支架管处有肿胀、患者出现排出不畅等，应检查是否阻塞。定时挤压引流管，如有阻力感，检查是否有阻塞。

2. 变换体位时防止扭曲、受压、滑脱，起身、咳嗽、饮食时，家长可用手固定患儿膝关节和骨盆以减少震动。

3. 阴道支架管与臀部周围皮肤不能直接接触，防止形成皮肤损伤，按无菌技术每天换药。

4. 注意观察阴道分泌物量、颜色、性质。正常分泌物内多为白色、脓性分泌物，也有患儿无分泌物引出，术后24小时内量多，随后逐渐量少、色淡。若有大量新鲜血液被流出，应考虑创面有活动性出血，及时报告医生，给予处理。

5. 准确记录置管时间，每日床旁交接，测量管道外露并记录。

6. 责任护士加强巡视病房，仔细检查阴道支架管接口处是否固定良好、衔接牢固，检查约束情况（对意识不清、躁动等不配合的患儿，在家属同意的情况下，适当使用约束带，防止将管道拔出，必要时遵医嘱给予镇静剂）。

（七）健康教育

1. 置管前告知家长阴道支架管的重要性，让家长了解阴道支架管留置的目的，取得家长的配合。

2. 置管后向家长讲解阴道支架管的注意事项，以及告知家长防止管道滑脱的护理措施，不良反应的观察及简单的处理方法。

3. 保持患儿阴道周围皮肤的清洁、干燥，告知家长每次有分泌物后及时清洁周围皮肤，用碘伏擦拭阴道伤口，必要时给予干氧配合吹干、凝胶喷剂等保护皮肤，防止发生感染。

4. 每班交接时密切观察阴道支架管在位的情况，防止牵、拉、拖、扯管道，密切观察引流出来的性质及量，如颜色异常及时上报医生。

参考文献

[1]. 程光明，李龙，万健敏. 一穴肛根治1例 [J]. 临床小儿杂志，2003，2（6）：479-480.

[2] 刘颖华，翟琦，陈松漪，等. 一穴肛患儿行共同管下移手术

护理配合［J］.护理学杂志，2012，27（18）：55-56.

　　［3］吴晔明.尿道阴道整体拖出术治疗婴儿一穴肛畸形［J］.临床小儿外科杂志，2010，9（2）：145-146.

　　［4］杨鸿，胡丽君，莫春容，等.7例高位一穴肛矫治术患儿的围手术期护理［J］.全科护理，2013，11（1）：3-5.

　　［5］曹伟新.外科护理学［M］·3版.北京：人民卫生出版社，2002：586.

　　［6］王淑贞.实用妇产科学［M］.北京：人民卫生出版社，1987.

　　［7］丰有吉.妇产科学［M］.北京：人民卫生出版社，2002.

（八）阴道支架管操作流程

操作流程	实施要点
评估	1. 核对、确认患者，并做自我介绍 2. 解释留置阴道支架管的目的，指导配合方法 3. 评估患儿病情，询问患儿身体状况，了解患儿有无阴道损伤
环境准备	病房保持整洁、安静、安全、舒适，符合治疗要求
护士准备	1. 修剪指甲，按七步洗手法洗手，戴口罩 2. 用物准备：治疗车、支架管、手消液、垃圾桶（内套黄色垃圾袋）、一次性垫巾
查对用物	均符合使用要求
操作前准备	1. 评估、查对、告知、遮挡患者 2. 协助脱去对侧裤腿并盖好 3. 仰卧位双腿自然分开，垫一次性垫巾
操作流程	1. 打包，戴左手套，弯盘放床尾 2. 右手持钳夹棉球消毒外阴 3. 撤去用物、脱左手套 4. 取出阴道支架管 5. 戴无菌手套、铺洞巾 6. 将用物置于洞巾下端 7. 消毒会阴部 8. 插入支架管，动作轻柔，将支架管放置宫颈处 9. 将支架管在会阴周围皮肤用针线缝合 10. 固定支架管，防止管道脱出 11. 撤去洞巾，脱去手套 12. 撤去垫巾，固定支架管，整理用物，洗手，记录

续表

操作流程	实施要点
拔管	1. 解释，暴露会阴部
	2. 轻拉支架管，动作轻柔、缓慢拔出
	3. 支架管放入黄色垃圾袋内
	4. 交代注意事项
	5. 整理用物、洗手、记录

五、肛门支架管

（一）概念

应用内支架技术将肛管支架经肛门逆行置入结肠或直肠，使狭窄和阻塞的结、直肠肠腔开通或使直结肠与体腔间异常通道闭塞的一种治疗方法。

（二）目的

（1）减少术后吻合口狭窄的发生；

（2）预防肛门狭窄；

（3）扩张肛门及狭窄部位；

（4）减少术后吻合口瘘；

（5）持续性扩肛作用。

（三）适应证

（1）肿瘤侵润压迫引起的肠腔狭窄或者阻塞而致排便不畅或排便障碍；

（2）后直肠瘘；

（3）手术后结肠、直肠吻合口狭窄；

（4）作为外科手术前过渡期的应急治疗。

（四）禁忌证

（1）内痔后肛周静脉曲张出血期；

（2）炎症、溃疡性结肠炎出血期；

（3）有严重的出血倾向或凝血功能障碍者；

（4）重要脏器功能重度衰竭预计无法耐受操作治疗刺激者。

（五）并发症及预防

1. 黏膜损伤出血、穿孔

黏膜损伤出血、穿孔是最严重的并发症，肛门插管会引起肠道摩擦，使用的肛管粗细不合适或质地较硬，反复插管会引起肠道黏膜水肿、损伤出血，甚至穿孔。

预防措施：正确选择合适的支架管，插管时动作轻柔，避免暴力及反复插入。插入深度要适宜，注意观察肛门有无疼痛及出血。

2. 皮肤感染

长时间留置肛管支架管会引起肛周皮肤的机械性损伤，粪便刺激肛周皮肤，引起局部的红、肿、热、痛等感染症状。

预防措施：置管后，保持肛周皮肤的清洁干燥，避免使用不透气尿不湿，必要时涂抹护臀膏保护皮肤。

3. 脱管

患儿不配合，躁动、哭闹，精神紧张，活动时牵拉移位、脱出，3M 加压胶布固定。

预防措施：插管前，向患儿家长解释其目的、意义，使之接受并配合操作。告知家长管道的重要性，活动时，防止牵拉，昏迷、躁动、意识不清患儿，在得到家长同意的情况下，可适当使用约束措施，防止患儿自行拔出。

4. 排便困难

由于排便受大脑皮层的控制，插管的不适，导致排便中枢受抑制。肛管支架管插入粪便内，使肛管堵塞，导致排便不畅。

预防措施：协助患儿家长，腹部环形按摩，增加腹内压，促进排便。及时清理患儿肛管内的粪便，保持肛管通畅。

（六）注意事项

1. 操作前正确选择合适的支架管，动作轻柔，避免暴力及反复插入。插入深度要适宜，注意观察肛门有无疼痛及出血。

2. 操作后要保持管道的通畅在位，定时挤压，防止移位、脱管、堵管的发生。

3. 支架管置入后要随时观察有无肛门疼痛、便血、排便困难、腹胀甚至腹痛等症状，如有不适及时报告医生，给予处理。

4. 注意臀部周围皮肤的清洁干燥，防止发生臀红或感染。

（七）健康教育

1. 提前告知置管的重要性，是手术治疗必需的，让患儿家长对管道有一个理性认识，术后便于接受，消除紧张、恐惧心理，同时避免因告知不全而引起医患纠纷。

2. 返回病房后，告知患儿家长支架管的用途及重要性，可能对患儿的自身活动有一定程度的影响。注意观察病情及症状的护理，术后 1～2 天，注意观察患儿排便情况、肛门疼痛情况，必要时给予止痛剂。

3. 管道的固定，保持通畅。脱管多因患儿翻身、活动或睡觉时拔出。协助患儿采取舒适的卧位，妥善固定肛管及支架管，观察管道的通畅情况，及时清理管道内的粪便，避免堵管、脱管。

4. 保持患儿肛周皮肤的清洁干燥，告知家长每次便后及时清洁肛周，用温水清洗肛周皮肤，擦干，必要时给予鞣酸软膏、护臀膏等保护皮肤，防止发生感染。

（八）肛门支架管操作流程

操作流程	实施要点
评估	1. 核对、确认患者
	2. 查看知情同意书及医嘱
	3. 评估患者病情
环境准备	保持病房整洁、安静、安全、舒适，符合治疗要求
相关器材准备	1. 牙托，超滑导丝
	2. 聚四氟乙烯导管，双腔造影导管
	3. 专用球囊扩张导管
	4. 支架输送释放系统
	5. 支架或被覆支架
	6. 吸引器
	7. 结肠镜为必备器材
查对用物	均符合使用要求

续表

操作流程	实施要点
术前检查	1. 普通 X 线检查 2. 灌肠造影检查 3. 其他影像学检查：利用 CT、超声等检查手段了解病变部位及其周围情况
患者准备	1. 十二指肠梗阻者术前 12 小时禁食、禁水 2. 直肠、结肠梗阻者，术前要做清洁灌肠 3. 对症处理，包括营养支持，纠正水、电解质紊乱
操作方法	1. 经肛门送入超滑导丝：将超滑导丝穿入猎人头导管并使其头端露出 1 ~ 2cm，在 X 线监视下经肛门插入导管导丝。利用导丝扭控器，并旋转导管使其沿乙状结肠弯曲的肠腔逐步深入，遇有阻力使固定导管深插导丝，并利用导丝导管的相互交替作用使之挤入深部肠腔直至通过狭窄段 2. 交换软头硬导丝：超滑导丝插入后，经导管引入长交换导管并尽可能深入，再经交换导管穿入软头硬导丝 3. 造影定位及预扩张：经硬导丝引入双腔导管或球囊导管行狭窄段造影并观察狭窄情况 4. 送入输送器并释放支架：固定同轴释放鞘的内芯，后撤外鞘，释放支架。支架置入后退出输送器保留导丝，再引入双腔导管注入对比剂 5. 观察支架扩张后的肠腔通畅情况 6. 整理用物 7. 洗手，做好标识，并记录

知识链接

1. 支架移位脱落

正常情况下肠管除具有收缩和蠕动功能外，结肠尚具有强有力的集团推动性收缩，故一般来说结肠支架较其他胃肠管腔内支架更易移位和脱落。支架移位常与狭窄程度轻微而选择支架管径偏小，支架长度不足或置入偏位，单纯外压性狭窄而在支架置入后外压情况改善，以及肿瘤缩小使狭窄段宫腔松懈等有关。支架移位常发生在支架置入后数天之内，且附膜支架更易移位。支架移位未及时做复位调整可造成支架脱落。用镍钛合金单丝编制的网状结肠支架脱落后常能自行排出，也可用冰水灌肠后借助结肠镜或用手指直接从肛门取出。一般不会引起其他并发症。

2. 再狭窄或机械性肠梗阻

近期再狭窄或梗阻可由于支架支撑力不足，未能使狭窄段有效扩张，支架端缘与近端肠壁成锐角或近端肠曲游离段过长，造成近端肠壁遮覆支架上口或脱入支架内产生梗阻。中远期发生再狭窄，常由于支架端口黏膜过度增生以及肿瘤向端口浸润或突入支架网眼向腔内生长而使管腔再度狭窄。选择喇叭口为杯形或内收形，支撑力强且径向及纵向柔顺性均好的支架，支架长度尽可能越过近端迂曲游离段，或足以通过锐性拐角，能使正常肠段与支架口顺应衔接，常可避免发生近期再狭窄或机械性梗阻。

参考文献

［1］郑照正，张贵阳．内支架置入术治疗左半结肠癌梗阻的体会［J］．浙江中医药大学报，2013，37（6）：739．

［2］池畔，黄颖．肠镜下被摸自膨式金属支架置入治疗结直肠癌术后吻合口瘘的疗效及并发症分析［J］．中华胃肠外科杂志，2015，18（7）：661－663．

［3］蔡碧波，张振勇，张霓．肛管直肠异物嵌顿的诊治体会［J］．实用医学杂志，2013，29（7）：1147．

［4］张勇，汤旻，肖毅华，等．急性左半结肠癌性梗阻的金属支架置入治疗［J］．中国医学工程，2012，20（11）：24．

［5］刘磊，夏慧敏．新生儿外科学［M］．北京：人民军医出版社，2011：497－510．

［6］席忠义．Miles根治术后会阴部结肠套叠式人工肛门术．［J］．中华医学杂志英文版，1988，101（5）：320－324．

［7］席忠义．中段直肠癌保留外括约肌肠套叠肛门重建的经验与体会［J］．实用肿瘤杂志，1998，13（4）：199－201．

［8］席忠义，等．直肠上段癌及乙状结肠癌切除肠肌鞘外套吻合术［J］．大肠肛门病外科杂志，1997，3（2）：8－10．

［9］席忠义．术中测量盆腔直、乙肠共同长度及乙状结肠系膜长度对会阴部肛门直肠重建术的意义（附1251例分析）［C］．第二届中

日大肠肛门病学术交流会论文集，1996：104.

六、胸膜引流管

（一）概念

胸膜腔闭式引流是外科常见的一种引流技术，主要应用于血胸、气胸、血气胸等胸部损伤及开胸手术后。

（二）目的

（1）使液体、血液和空气从胸膜腔排出；

（2）重建胸膜腔正常的负压，使肺复张；

（3）平衡两侧胸膜腔压力，预防纵隔移位。

（三）适应证

（1）大量胸膜腔积液经反复抽液治疗仍不吸收者；

（2）张力性气胸伴呼吸困难，纵隔移位，出现持续性肺不张者；

（3）包裹性脓胸或局限性脓胸不易穿刺排脓者；

（4）脓液黏稠或有胀气胸者，治疗不顺利，需要反复进行胸膜腔冲洗或注药者。

（四）禁忌证

（1）凝血功能障碍有出血倾向者；

（2）肝性胸水，持续引流可导致大量蛋白质和电解质丢失。

（五）并发症及预防

1. 引流管脱出

引流管脱出的主要原因为固定不妥，活动不当拉脱所致。

预防措施：妥善固定引流管，并留有足够长度，以防翻身、摆动时脱出胸腔。严格交接班，做好活动指导，避免拉脱。

2. 引流管堵塞

引流管扭曲、折叠、受压或未定时捏挤，使宫腔被凝血或脓块堵塞。

预防措施：观察水封瓶内玻璃管水柱是否随呼吸上下波动，定时挤压引流管，保持引流管通畅。若水柱不波动，患者有胸闷、气急可能是引流管堵塞，应及时检查引流管有无扭曲受压、有无血凝块堵塞，如有血凝块堵塞应及时通知医生处理。

3. 纵隔摆动

大量胸腔积液、积气引流过快、过多或剧烈咳嗽使气体过快排出胸腔。

预防措施：大量积液、积气引流时应控制引流速度，一般放500ml后夹管5～10分钟，根据患者的情况再放500ml再夹管，避免一次放气体、放液过多过快。

4. 皮下气肿

切口大于引流管直径，引流管不通畅或部分滑出胸腔，剧烈咳嗽致胸内压急剧增高。

预防措施：引流管的粗细要适宜，切口大小要适当。一旦滑出应嘱咐患者屏气，迅速用手捏紧引流口周围皮肤，使引流口创缘闭合，然后用凡士林纱布及厚层纱布封闭伤口，并立即通知医生做进一步处理。

5. 胸腔内感染

引流不畅，引流时间过长引起伤口逆行感染，引流液倒流入胸腔，未遵守无菌操作原则。

预防措施：手术时应按规程操作，胸腔闭式引流放置应低于60cm。搬动患者时，切勿将引流瓶提至高于引流管的胸腔出口水平面，先钳闭，至搬动完毕再松开以防引流液倒流入胸膜腔。

6. 血胸

多由于引流管固定不牢，患者躁动不安，频繁更换体位，管道摩擦血管而并发血胸。

预防措施：立即建立静脉通道，通过止血、扩容、抗感染等处理后出血停止。密切观察引流液的颜色、性质、量，如为血性，量突然增多，患者出现休克症状，应立即通知医生，必要时行手术止血。

（六）注意事项

1. 严格无菌操作，无菌引流管应每日更换。
2. 固定并保持引流管通畅，避免腔内脓液、气体沿套管壁溢出，导致切口周围感染或皮下气肿。抽吸、改变体位及导管方向是通畅引流管的常用方法。

3. 引流瓶内约有 1/3 无菌生理盐水，根据胸膜腔压力及治疗需要，调整长玻璃管在水面下的深度，以保证引流通畅和气体与液体的持续排出。

4. 负压吸引器一般应调至 1kPa，婴幼儿可适当减少负压水平。

5. 记录并观察引流液的性质、量及引流速度，如发现有特殊变化应及时处理。

6. 定期拍胸片了解病情变化及引流管的位置。

7. 拔管前应先用止血钳夹住引流管，并仔细检查体征和拍摄床边胸部 X 线片，如确定肺部已完全张开或已无明显胸腔积液时，方可拔管。拔管时先局部消毒，然后拔管，用细纱条填塞伤口，盖上纱布，包扎固定，直至伤口痊愈。

（七）健康教育

1. 床上翻身、坐起等活动时要注意保护引流管，避免滑脱、打折、扭曲。

2. 下床活动时，引流瓶位置应低于膝关节，并保持密闭，摆动幅度不可过大。

3. 大便时要双折引流管，引流瓶低于胸腔出口平面，避免引流液反流；但对气体有溢出的患者，需始终保持引流管通畅，绝不可随意夹管。

4. 向患儿和家长宣教引流管的重要性，注意观察引流液的量、颜色、性质。

5. 对于引流时间较长的患儿，一次性水封瓶可以每周更换一次。

（八）胸膜闭式引流管操作流程

评估	确认有效医嘱，评估患儿
	向家属解释操作目的及配合方法
	与患儿家属签署知情同意书
环境准备	保持病房整洁、安静、安全、舒适，符合治疗要求

续表

操作前准备	安置患儿体位 操作者准备：洗手，戴口罩、手套、一次性手术帽 物品准备 借助胸片、胸透或 B 超选择置管位置
操作流程	备齐用物携至床旁，核对患者，患儿取坐位或半卧位 用甲紫棉棒标记好穿刺点，胸膜腔积液或脓胸多于腋中线第五肋间穿刺，单纯气胸则在锁骨中线第二肋间进针 常规消毒皮肤，铺巾，用1%普鲁卡因进行局部麻醉 取消毒瓶塞1个，中间做一小孔，反套于胸膜腔穿刺引流管上，以控制送管长度并帮助固定 在标记好的穿刺部位做约1cm长的与肋骨平行的横切口，将带活动金属芯的硅胶多孔胸膜腔穿刺引流管在切口处垂直刺入，穿过胸壁时感觉阻力突然消失，停止进针，退出金属芯，同时将导管送入胸膜腔内，退出管芯后，荷包缝合胸膜腔引流管，将引流管与水封瓶连接，进行持续引流 局部消毒后，用纱布覆盖固定引流管
操作后	整理用物，洗手，记录

知识链接

胸膜闭式引流管的拔除

（一）适应证

（1）胸腔引流效果好，不需要继续引流；

（2）引流管位置不好，没有引流意义。

（二）禁忌证

（1）胸腔情况不明了；

（2）胸外伤短期内有迟发血气胸风险。

（三）操作准备及步骤

1. 操作者洗手，备齐用物治疗盘内准备消毒碘、镊子、剪刀、手套、油纱、纱布、胶布，携至患者床旁，核对患者，向患者及家属解释操作目的及配合方法，戴口罩、手套。

2. 协助患者取侧卧位，消毒，将油纱覆盖于纱布上方。

3. 剪除引流管的固定线，轻轻旋转引流管，嘱患者吸气后屏住呼吸，然后呼出，检查患者配合情况。

4. 用覆盖有油纱的纱布块压住引流切口位置，再次嘱患者吸气后屏住呼吸，另外一只手迅速拔除引流管后，将纱布块固定。嘱患者正常呼吸。

（四）操作后处理

1. 检视引流管是否完整。

2. 观察患者状态，尤其是观察有无呼吸困难，观察 3~5 分钟。

（五）注意事项

1. 引流管在拔除前要轻轻转动，保证引流管和周边的少许粘连能够分离，再拔除引流，防止暴力拔除引流管导致附近组织的损伤。

2. 引流管拔除中要一气呵成，不能有停顿，减少气体进入胸腔的机会。

3. 引流管拔除过程中发现阻力极大，或者拔除后发现引流管不完整，需马上寻求上级医师的帮助。

参考文献

［1］邢玲玲，王黎娜，邢佑红，等．先天性无阴道腹腔镜下腹膜代阴道成型术研究［J］．中国优生与遗传杂志，2005，13（4）：93.

［2］王淑贞．实用妇产科学［M］．北京：人民卫生出版社，1987.

［3］丰有吉．妇产科学［M］．北京：人民卫生出版社，2002。

［4］顾沛．外科护理学［M］．北京：科学出版社，2000：321.

［5］顾恺时，李颖则，陈文虎，等．胸外科手术学［M］·2版．北京：人民卫生出版社，1993，233.

［6］孙即昆．肺外科学［M］．北京：人民卫生出版社，1991，104－105.

［7］李碧辉．胸腔内置管闭式引流治疗胸腔积液 83 例护理体会［J］．中华实用医药杂志，2003，3（9）：855.

[8] 陈凤才．胸部外科急救处理 [M]．南京：江苏科学技术出版社，1987，10－12.

[9] 曹伟新，李乐之．外科护理学 [M]·4 版，北京：人民卫生出版社，2006，406.

[10] 胡化刚，杨惠花，李惠玲．引流管挤压器的研制与应用 [J].中华护理教育，2010，7（1）：23.

[11] 韩新华，金海，等．改良后的胸腔引流管挤压方法 [J].护士进修杂志，2004，19（10）：948.